陰陽の合理性を尋ねて——

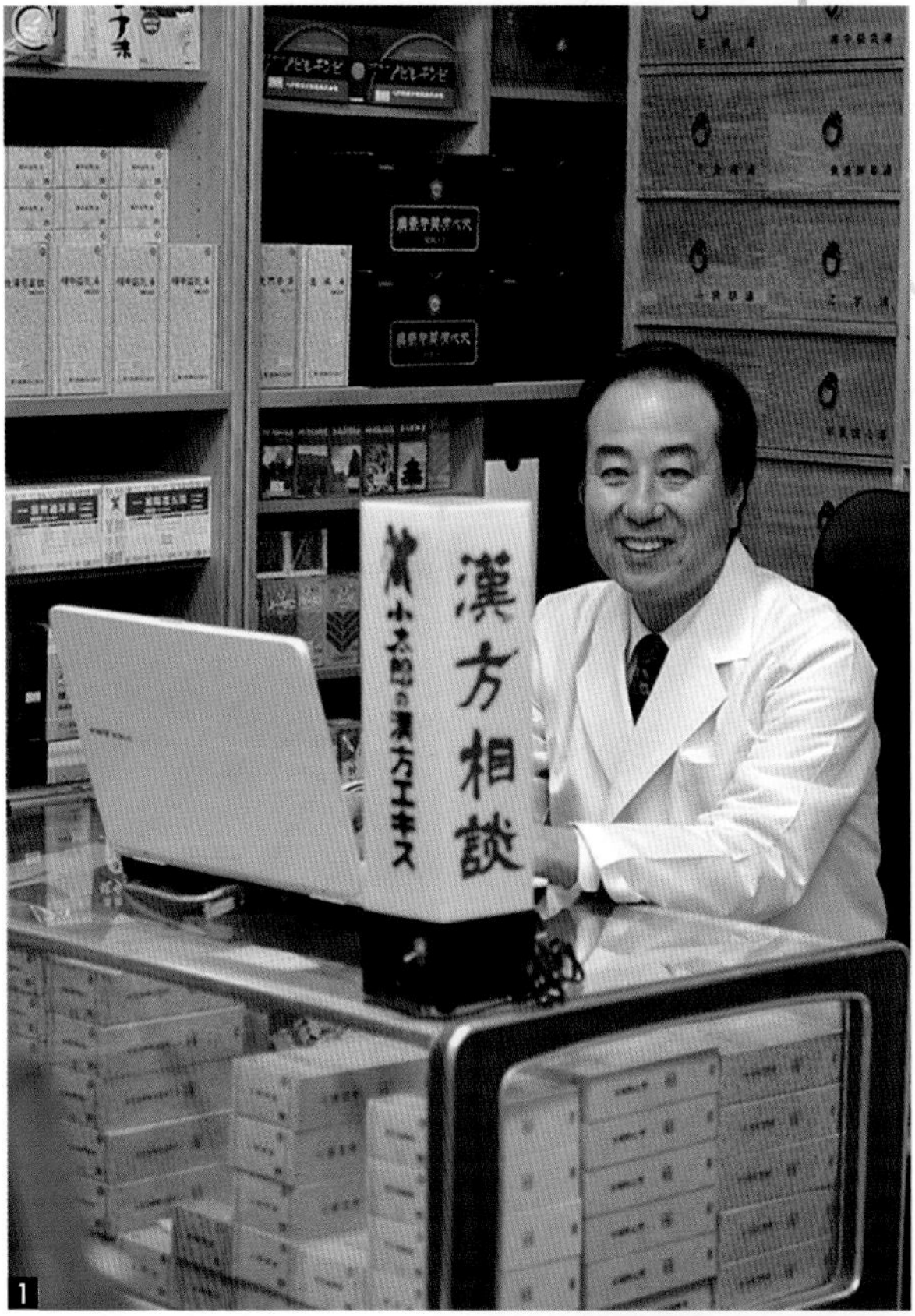

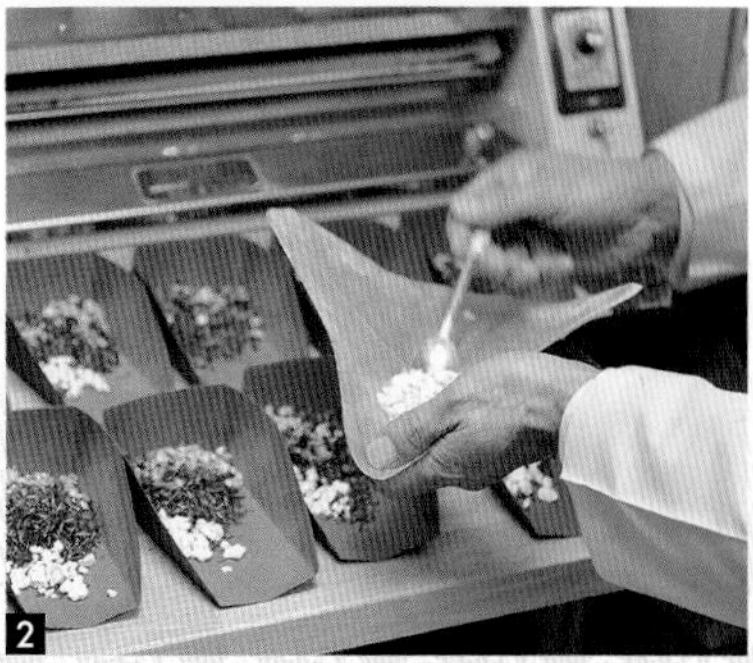

1 薬剤師であり、鍼灸師でもある福島勇二氏。百味箪笥の前で

2 何種類もの生薬を調剤

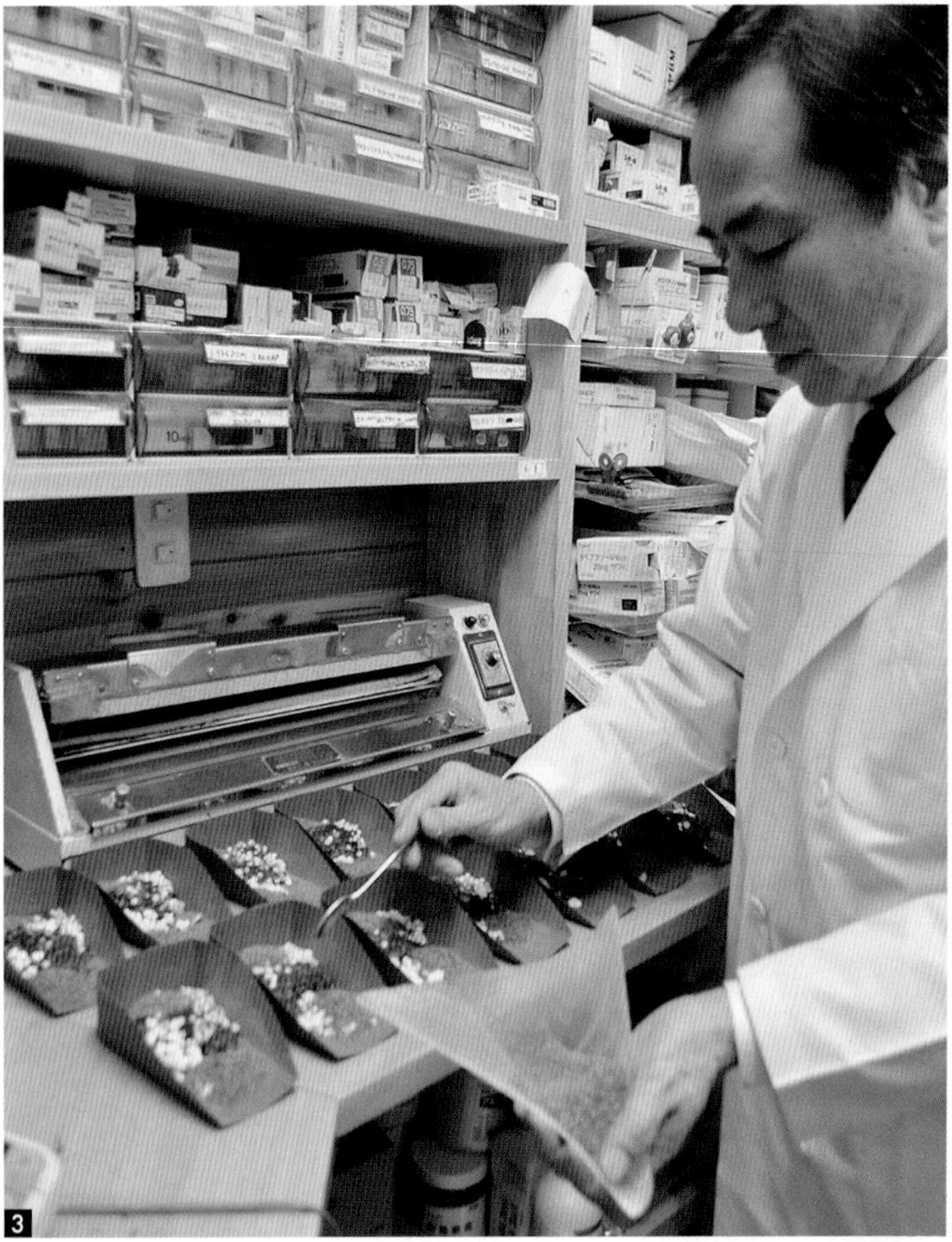

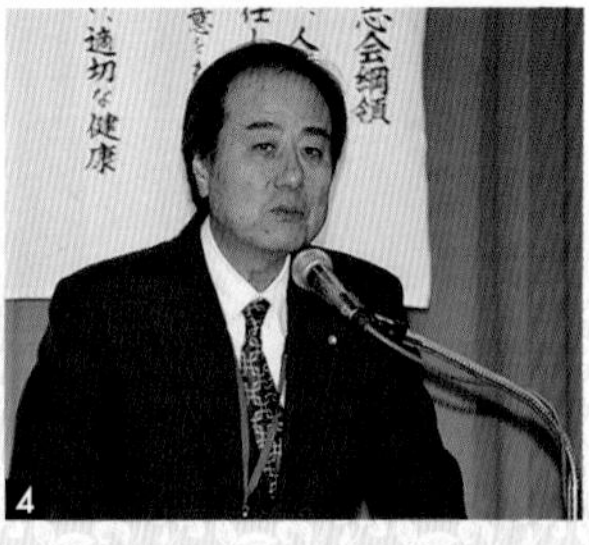

3 この道三十年──。複数の生薬を手際よく、正確に調合していく

4 会長を務める日本専門薬局同志会関東第二連合会では、幾度となく講演

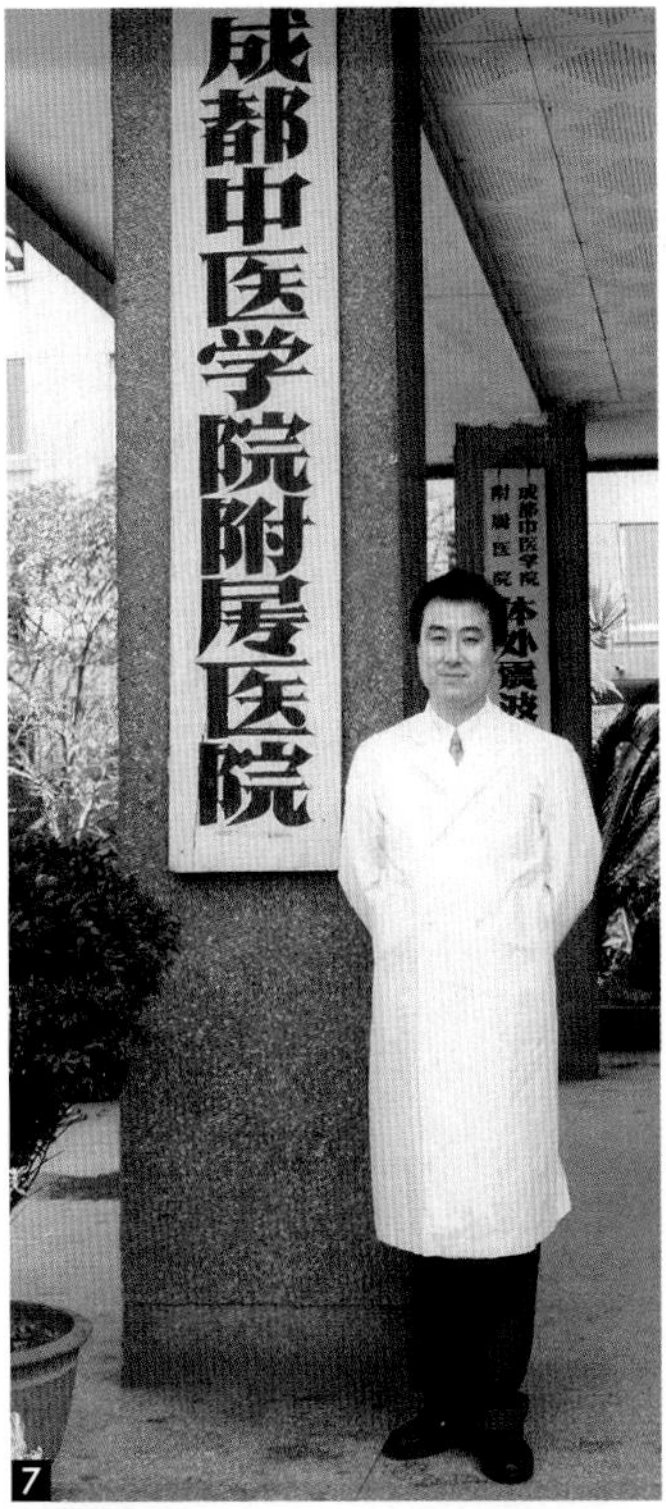

7

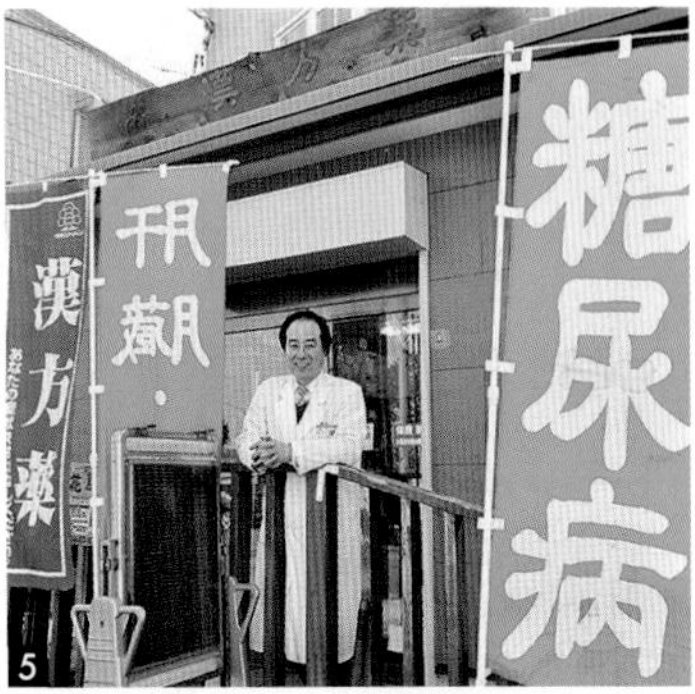

5

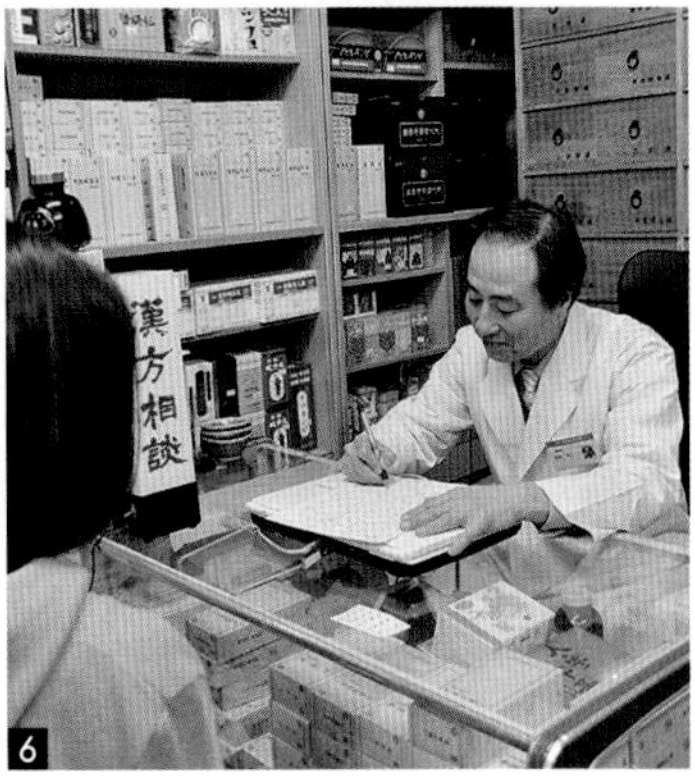

6

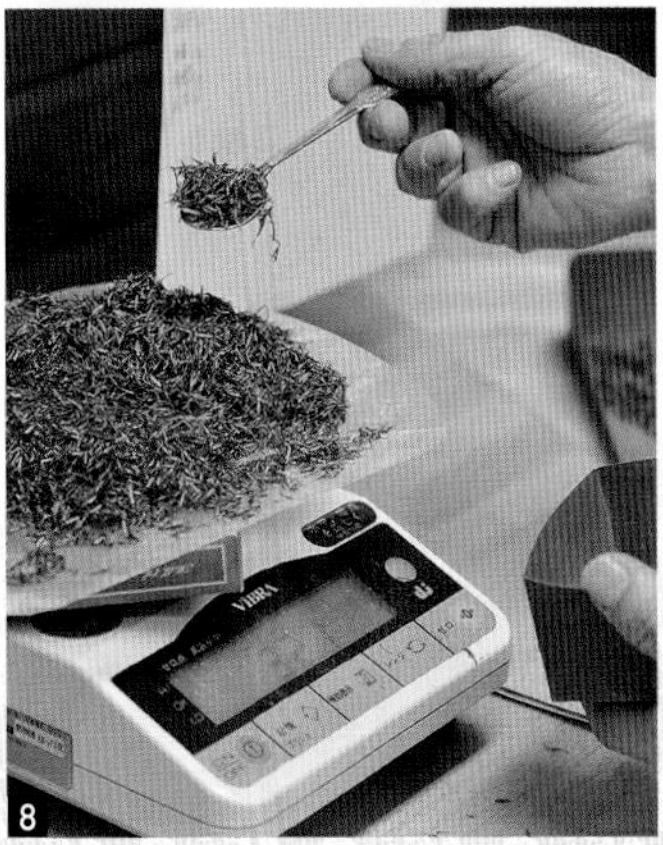

8

5 風光明媚な辻堂海岸に程近い薬局。「気軽に相談に訪れてほしい」

6 問診だけでなく、顔色や舌の状態などをみて、一人ひとりの体質と症状を四診する

7 中国の「成都中医学院附属医院」と交流も

8 生薬は計量器で正確に

五臓六腑と各疾患との関係

元氣創造

原因ありて 結果あり

自分で守る 自分の健康

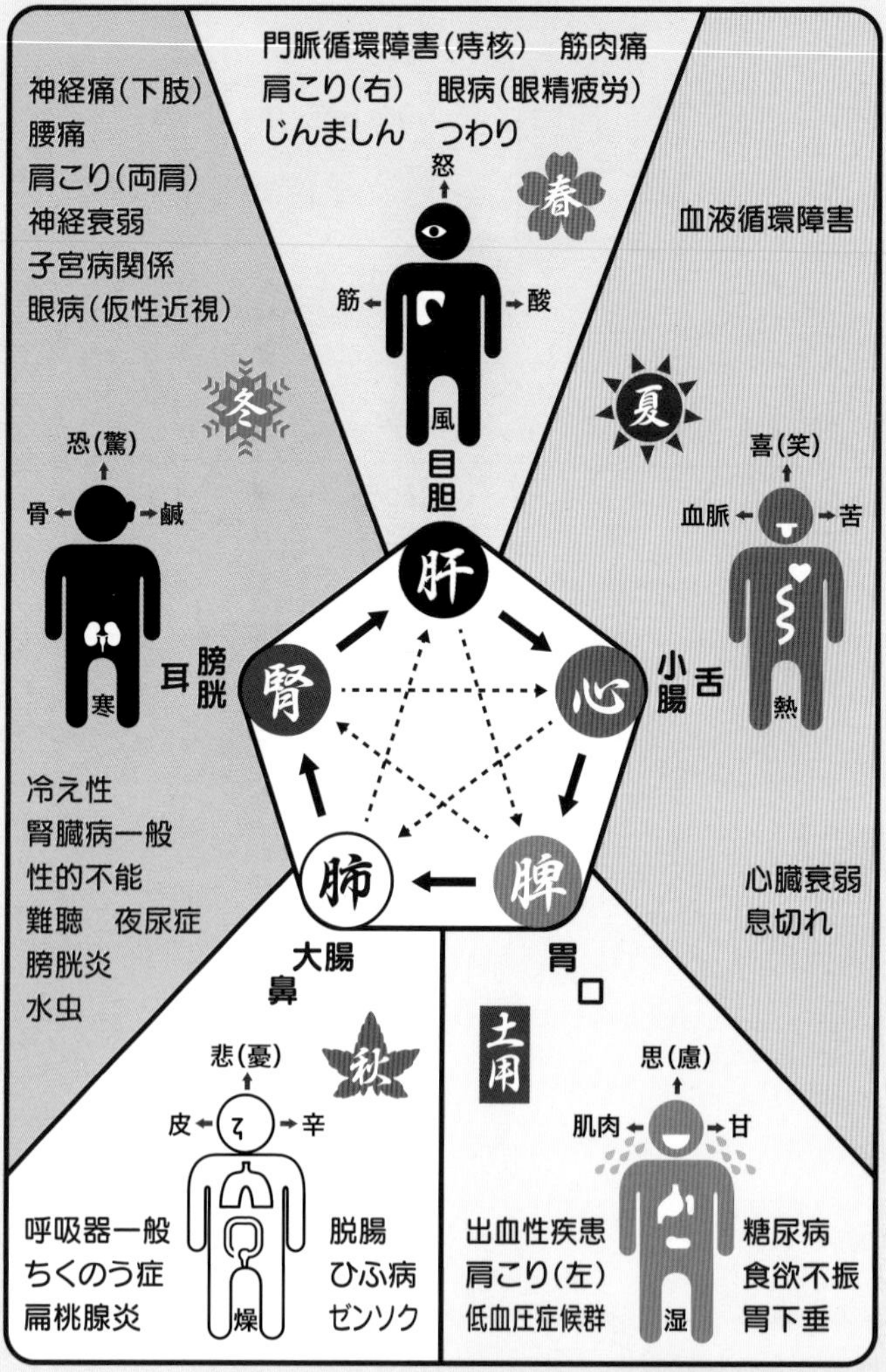

日本専門薬局同志会より

元氣で笑顔に！

みんなが集まる漢方薬局

薬剤師・鍼灸師　福島　勇二

はじめに

一九八〇年代、薬業界ではドリンク剤や雑貨の販売がもてはやされ、家族で営むような商店街の小さな薬局も大手薬局と同様、「身近に相談できる窓口」ではなく、安売り合戦に興じる傾向がありました。そんな風潮の中、薬科大学を卒業したばかりの私は、業界全体のみならず、多くの薬剤師が、「薬の専門家として患者に向き合い、薬を提供する」という根本的姿勢から遠ざかっているように感じていました。特に、病院薬剤師は患者と向き合うというよりも、薬を正確に出すことだけに意識が向いており、「病気に向き合う」という意識がないことに疑問を抱いていました。

大手薬品会社の系列会社に入社し、医薬情報担当者（ＭＲ）として栃木県の病院や開業医を回って、主に新薬の提供を行っていた年のことです。初めてのお盆休みで実家に帰省すると、母親が乳房の下に湿疹ができたというため、「汗疹《あせも》ではないか」と思い、取り扱っていた軟膏を渡して様子をみてもらいました。しかし、一向に改善が見られず、年明けにはすい臓癌だと発覚しました。癌細胞は、すい臓尾部からはじまり、頭部にまで広がり、すい管、胆管をもふさいでいました。最終的には目が黄色くなり、黄疸が出るようになりました。兄が国立病院の副薬局長だったこともあり、当時、胆道の権威だった医師に保存的手術を手掛けてもらった甲斐もなく、母親はその年の夏に息を引き取りました。

「陰陽論《いんようろん》」に基づいて五臓のバランスを整え、人間が本来持つ自然治癒力に重点を置く「東洋医学」の神秘性に可能性を感じ始めたのはこの頃です。西洋医学の限界やその姿勢への疑問を抱いていた私にとって、西洋医学とは全く異なる哲学を持ち、患者に真摯に向き合って体質や病因を探る「東洋医学」に魅かれるようになったのは、ごく自然な流れでした。何千年もの歴史をもち、何百万人の医師による深い臨床の末に継承されてきた「未知の力」を、一生をかけてひも解きたいという情熱に突き動かされたのです。

年が明けてすぐに退職した私は、東京鍼灸柔整専門学校で二年半にわたって鍼灸を学ぶ傍ら、川崎にある薬局で管理薬剤師として働くようになりました。そして、漢方薬を含めた自然薬の研究に励む「日本専門薬局同志会」と「神奈川中医学研究会」に所属し、漢方の師匠となる菅《かん》野宏信《のひろのぶ》先生と出会い、漢方の道への第一歩を踏み出したのです。

その後、地元・神奈川県藤沢市辻堂を中心に往診専門の「福島治療院」を立ち上げ、寝る間も惜しんで、主に腰痛や坐骨神経痛の治療に励みました。半年後の一九八七年には、辻堂駅南口で「花房薬局」の開局に至りました。中医学の基本的概念による「臓腑弁証《ぞうふべんしょう》」や「病邪弁《びょうじゃべん》証《しょう》」などを忠実に守って漢方薬を処方することで、「どこの病院に行っても治らなかった」というお客さんの病気が改善していく様を目の当たりにし、ますます中医学に魅了されたのです。

自ら会長となり「湘南中医学研究会」を立ち上げ、若手薬剤師や他薬局の従業員の指導にあたるようになったのは四十二歳の時です。研究会を主催するという責任感と、後進育成という使命感、そして自ら指導することで、さらに漢方の知識は深まっていきました。そして、これらの日々の積み重ねがあったからこそ、日本専門薬局同志会の講師として各地で講演を行うという現在があるのです。

漢方薬を提供するにあたって、常に念頭に置いていることがあります。相談に訪れる一人ひとりのお客さんの訴える症状を見逃さず、それを正確に分類していくことです。例えば、ひと口に肩こりやだるさといっても、さまざまな「証《しょう》」に合わせたたくさんの「弁証《べんしょう》」が存在します。

中国の古典『傷寒論《しょうかんろん》』には、「太陽病、発汗し、汗出《い》で解《げ》せず、其《そ》の人仍《な》ほ発熱し、心下悸《しんげき》し、頭眩《ずげん》し、身潤《しんじゅん》動し、振振《しんしん》として地を擗《なで》んと欲する者は、真武湯これを主《つかさど》る」、「太陽病、後背《こうはい》強《こわ》ばること几几《しゅしゅ》、かえって汗出で悪風《おふう》する者は、桂枝加葛根湯《けいしかかっこんとう》これを主《つかさど》る」とあり、多くの漢方家はこれら「表証《ひょうしょう》」にあてはめて、処方しているに過ぎません。また、患者の主症状がどんな時に悪化し、どんな時に好転するかを聞かずに、処方を決定する漢方家も多くいます。さらには時間の経過を考慮せずに症状だけに固執してしまったり、いくつもの症状を羅列してすべてを一緒くたに扱って分類ができない漢方家すらいます。これでは身体を平面的にしかとらえられず、本来の意味での原因、要するに「弁証《べんしょう》」を突き詰めていません。

根本的な治療、すなわち病気の根治には、身体を立体的にとらえることが大切です。また正しい弁証の後には、構成生薬の「加減」が必要となります。このわずかな「加減方」によって効果が劇的に変わるため、生薬の特性や薬効を熟知し、一人ひとりが訴える症状に合わせて調合していかなくてはなりません。漢方の考え方や治法は思いのほか複雑で、一筋縄ではいかない深みがあります。これらを習得して適切に使いこなすには、長年の臨床経験と日頃の精進が不可欠です。

現在、漢方薬を取り巻く環境は大きな変遷を遂げ、保険医療制度においての処方も可能となりました。漢方薬が広く世の中に普及した一方で、「病名ではなく、『証《しょう》』に合わせた処方」を基本とする漢方薬の本流から外れた、いわゆる「病名処方」が行われているのも現実です。病名ばかりをみて、患者自身をみていない現状に対して危機感を覚えるとともに、こうした状況下では、患者さんが漢方薬を信頼して服用しているとは思えません。また、調剤薬局においても、非常に優秀な薬剤師がいるのにもかかわらず、漢方薬を熟知した薬剤師がいないということも、困った現状のひとつとして挙げられます。

こうした中、漢方の効果や魅力をより多くの人に伝えるために、一九九三年八月からミニコミ紙『湘南朝日』で月一回の連載コラム「漢方の相談室」を十五年間続け、その連載回数は二〇〇回にも及びます。その後、同紙廃刊に伴い、二〇一〇年から現在に至るまで同様の地域新聞『タウンニュース』でコラムを継続しています。いずれも、漢方に携わって三十数年間、臨床に基づいた症例ばかりです。まもなく開局から三十年を迎えるにあたって、これまでの集大成として本書をまとめ上げました。花房薬局の手引き書であり、私自身の履歴書ともいえるかもしれません。

東洋医学は治療だけでなく、生薬《しょうやく》による予防・養生・再発防止にも目を向けており、西洋医学にはない本質的なものがあります。病気を治すのは、自分自身の気力、体力、自然治癒力です。自然界の草根木皮《そうこんぼくひ》を用いた漢方の治療体系は、長い歴史によって築かれた英知なのです。現代の五悪（肉体疲労・神経疲労・食べ物・水・空気）から身を守り、できる限り病気にならない身体づくり、また病気になっても早く回復する力を健康な時から養うことが大切です。

本書を通じて、少しでも漢方への理解を深め、ご自身やご家族の健康管理、健康寿命の延伸に活かしてもらえれば幸いです。

福島　勇二

本書では、さまざまな症状に悩むお客様からの相談を受けて、当薬局が処方した漢方薬、および服用後の様子を一部、紹介しています。一九九三年から現在まで、月一回のペースで連載していた読み切りのコラムを集約しているため、重複する内容や引用が含まれているほか、個人情報保護の観点から、年齢や職業、具体的なエピソードなどをアレンジして掲載しています。

また、たとえ同じような症状・悩みであっても、一人ひとり、その時の基礎体力や体質、病勢、病因などが異なるため、本書で紹介している漢方薬が必ずしも良い結果を出すというものではありません。漢方薬を服用する際には、必ず専門家の指示のもと、用法・用量を守って服用しましょう。

漢方には、一般になじみのない専門用語や字句、読み方があります。読みにくいと思われる字句や独自の用語にはふりがなをつけて表記しています。

目次

第三章　一般的な病気

第四章　夏に多い症状

第五章　血管にまつわる疾患

第六章　消化管にまつわる疾患

第七章　腰より下の症状

第十章　皮膚の症状と美肌

第十一章　アレルギー疾患

第十二章　耳・鼻・のどの症状

第十三章　関節・腰・神経の症状

第十四章　癌と漢方

第一章 漢方薬の基本

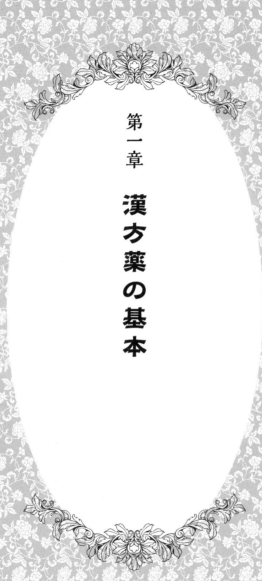

【基礎編】漢方とは？

近年は、多くの医師が日常診療に漢方薬を取り入れているほか、医学部や薬学部のカリキュラムにも導入され、「漢方」は現代医療に欠かせない分野になっています。漢方薬や生薬を紹介するテレビコマーシャルも増え、一般の方にも漢方薬が普及してきました。

一方で、正しく理解している人は多いとはいえないでしょう。ほとんどの人が「漢方薬って体質改善に良いのよね」「西洋医学の薬に比べて即効性が無い」「風邪のひきはじめには葛根《かっこん》湯《とう》」など、一部の情報だけをかいつまんで、「漢方とはこんなもの」と知ったつもりになっているかもしれません。

当薬局では三十年にわたって、たくさんの患者さんの顔色や舌、脈などをみながら、一人ひとりの症状に合った漢方薬を提供してきました。本書では、中でも特徴的な症例を紹介していきますが、まずは「漢方とは？」という基本的な話から始めたいと思います。

「漢方」は、もともと古代中国で生まれ、日本に渡ってから独自に発展した「日本の伝統医学」です。中国の伝統医学である「中医学」、韓国の「東医学（韓医学）」、インドの「アーユルベーダ」などと同じルーツを持ちますが、日本の風土や気候、日本人の体質に合わせて変化を遂げました。「漢方」という名称の由来は、江戸時代に日本に伝来した西洋医学「蘭方《らんぽう》」に対して、中国の「漢」から来た医学という意味で「漢方」と呼ばれるようになりました。

【基礎編】薬物のはじまり

さて話は、猟や漁によって獲物を獲っていた石器時代にまでさかのぼります。当時の人たちは、なかなか魚や動物が獲れない時には、食することの可能な草根木皮《そうこんぼくひ》を探しました。そして、食物から病気を治す力があることが発見されました。これが「薬物」のはじまりです。以後、集落ごとに子孫たちに言い伝えられました。

中国古代の養生法が書かれた『黄帝内経《こうていないけい》』という古典があります。二千年以上前に記された書物で、漢方における飲食物の分類はここから始まります。

その一つは、「酸《さん》」「苦《く》」「甘《かん》」「辛《しん》」「鹹《かん》」（しおからい）という「五味《ごみ》」です。酸味の多いものは引き締める作用があり、苦味は清熱の作用があります。甘味の多いものは身体の足りないものを補い、辛味は発散作用、鹹味の多いものは固いものを軟らかくし、消散させる作用があります。また、五味は臓腑《ぞうふ》に入って栄養分となり、酸は「肝《かん》」、苦は「心《しん》」、甘は「脾《ひ》」、辛は「肺《はい》」、鹹は「腎《じん》」に分かれていきます（＝22ページ・図表）。

もう一つは、「寒・涼・温・熱」という分類です。これを「四氣《しき》」または「四性《しせい》」といい、飲食物が人体に及ぼす作用を表わしたものです。食べ物によって身体を冷やすものと温めるものがあります。寒涼か温熱かがあまり顕著でない「平性《へいせい》」というものがありますが、実際は温、涼のいずれかに偏るので、「五氣《ごき》」と呼ばず「四氣《しき》」といいます。熱性の病気を治す時には寒涼のものを、寒性の病気を治す時には温熱のものを用います。

例えば、すいかは夏の食べ物で「四氣《しき》」は「寒」に属し、食べると清涼感を味わうことができます。すいかは夏の暑い時に食べるからこそ、身体を冷やしてバランスを整えます。しかし、寒い時期やクーラーの効いた室内で食べると、身体を内側と外側から冷やし、下痢や腹痛を起こします。逆に暑がりの人にすいかを食べさせると、身体が冷えて体調が良くなります。この時のすいかは、立派に「薬物」です。

【基礎編】中国・漢の時代に伝来

中国最古の医学書とされる『黄帝内経《こうていないけい》』に続き、漢の時代になると、『神農本草経《しんのうほんぞうきょう》』が書かれました。植物の草根木皮《そうこんぼくひ》を中心に、ロバの皮（阿膠《あきょう》）や鹿の角（鹿茸《ろくじょう》）といった動物由来の生薬、化石や石灰などの鉱物生薬の三百六十五種がまとめられて掲載されています。西洋医学とは全く違う哲学と考え方を持ち、異なった患者の見方をするのが「中医学」です。そして漢方的生理を知り、病理を正確に診断し、服用するものが「薬物」といえます。

【基礎編】民間薬との違い

「漢方薬」は原則として、二種類以上の生薬が一定の比率で調合されています。種類と量の比率は、何千年もの間、何百万人という医師によって研究され、深い臨床経験を経て継承されてきたものです。そして、その薬の運用方法は、漢方の体系をかたちづくってきました。

一方、専門家から専門家へと継承されてきた漢方薬に対して、佃煮《つくだに》などで親しまれるツクシ

（スギナ）や、下痢止めや胃腸薬として使われるゲンノショウコやセンブリといった、昔から経験的に使われてきた一種類の薬草からなるものを「民間薬《みんかんやく》」といいます。地域ごとに、おばあちゃんから娘へ、またその子へと口伝で引き継がれてきた民間療法で、家庭で治せる範囲のケガや病気に使われてきました。言い伝えはあっても、使い方に一定の基準はなく単品でシンプルな症状に単純な使い方をします。

また、民間薬として使われる薬草の中には、ほかの生薬と組み合わせて漢方薬を構成するものもあります。例えば、とろろ汁や山かけでおなじみの「山芋」は、民間薬と漢方薬の二つの顔を持っています。滋養強壮、体力回復、下痢止め、食欲増進などの効能があると言い伝えられ、これを身体の弱い子や元氣のない人、大病後の人に食べさせるのは昔の常識でした。これがいわゆる「民間薬」としての使い方です。

一方、漢方薬では「山薬《さんやく》」といい、「生薬《しょうやく》」として使われています。生薬《しょうやく》とは、動植物や鉱物から選別された自然物のことですが、山薬《さんやく》は「八味丸《はちみがん》」などの漢方薬に、ほかの生薬を組み合わせて二種類以上で配合されています。これらの漢方薬は、民間薬のように滋養強壮として誰にでも使えるものではなく、漢方的な診断のもと、特定の症状の治療薬として使われます。

【基礎編】漢方の基本理論「陰《いん》陽《よう》五《ご》行《ぎょう》説《せつ》」

物には光と影があるように、自然界全てのものが「陰《いん》」と「陽《よう》」に分類されるという考えを、古代中国では「陰陽《いんよう》論」と呼びます。「陰《いん》」は静的側面や寒さを表わし、逆に「陽《よう》」は動的側面や熱などの象徴とされます。「陰《いん》」と「陽《よう》」は、互いに対立する関係を持ちながら、助け合う関係と、抑制し合う関係を持って、バランスを保っています。どちらか一方のみが存在することはあり得ません。例えば、「陰《いん》」は裏・夜・秋・冬、「陽《よう》」は表・昼・春・夏です。裏が無ければ、表はありませんし、

陰陽図（太極図）

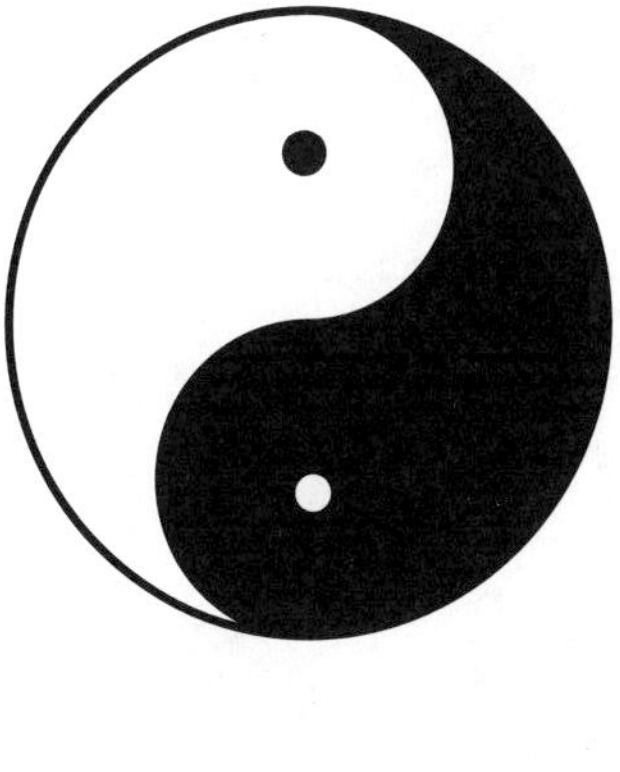

全てのものに陰と陽がある

陰と陽は、互いに対立する関係を持ちながら協力、抑制しあってバランスを保っています。陽が減ると陰が増し、陽が増えると陰が減ります。人の身体もこの陰陽のバランスがとれていれば、健康で安定した状態だといえます。

夜が無ければ、昼はありません。

中医学や漢方では、これら森羅万象だけでなく、人体や病気にもその理論を当てはめます。私たち人間も「陰陽《いんよう》」に分類され、人体の「陰陽《いんよう》」のバランスが保たれていれば健康で安定した状態だといえます。

また、中医学の理論を支える自然観には、自然界の万物を「木《もく》」「火《か》」「土《ど》」「金《ごん》」「水《すい》」の五つに分類して物事を考える「五行説《ごぎょうせつ》」があります。そのほか、季節や気候、身体の臓器、色、味などもそれぞれ「五行《ごぎょう》」に対応しています。季節でいうならば、春・夏・土用（長

五行の法則

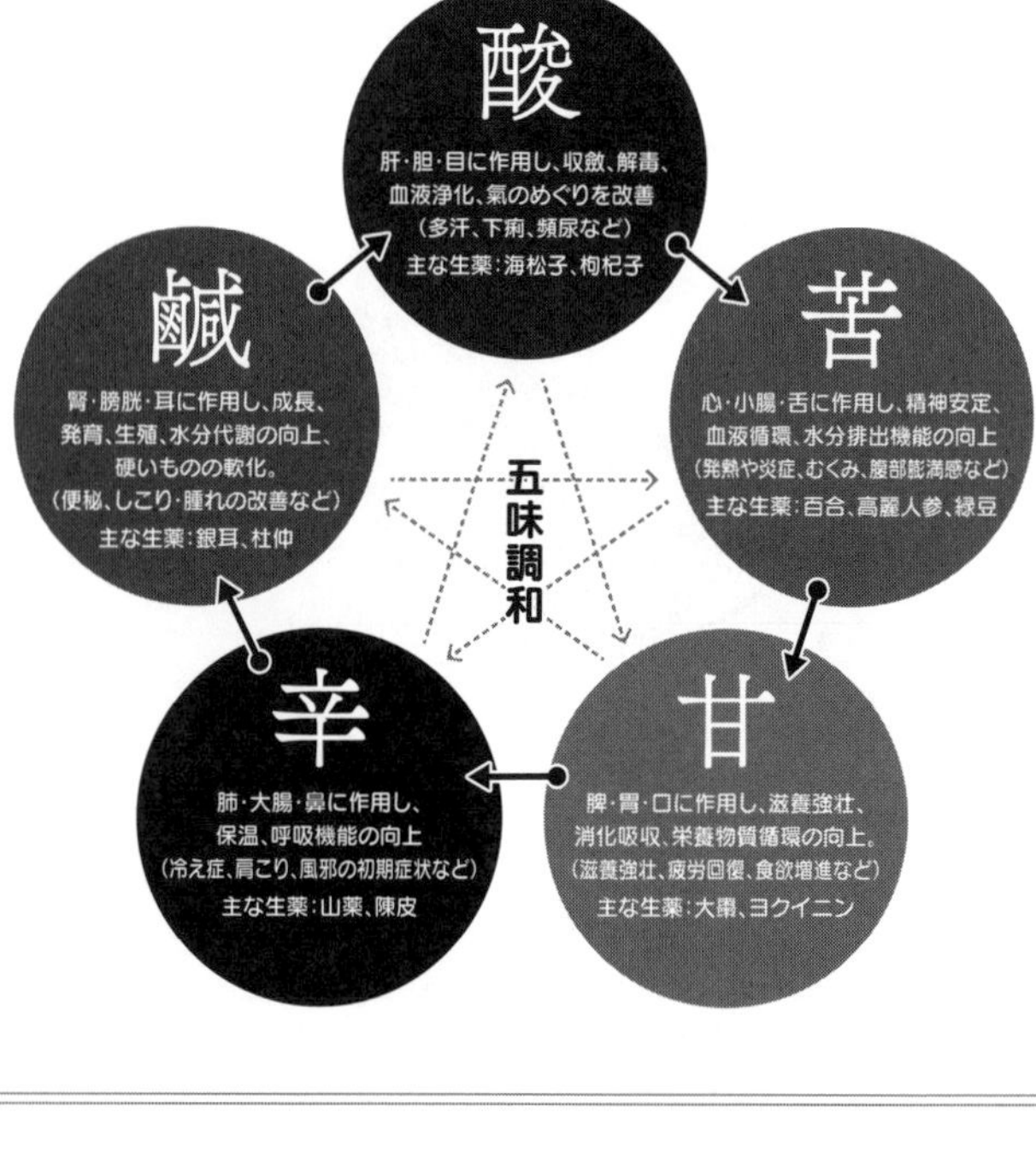
酸
肝・胆・目に作用し、収斂、解毒、
血液浄化、氣のめぐりを改善
（多汗、下痢、頻尿など）
主な生薬：海松子、枸杞子
苦
心・小腸・舌に作用し、精神安定、
血液循環、水分排出機能の向上
（発熱や炎症、むくみ、腹部膨満感など）
主な生薬：百合、高麗人参、緑豆
甘
脾・胃・口に作用し、滋養強壮、
消化吸収、栄養物質循環の向上。
（滋養強壮、疲労回復、食欲増進など）
主な生薬：大棗、ヨクイニン
辛
肺・大腸・鼻に作用し、
保温、呼吸機能の向上
（冷え症、肩こり、風邪の初期症状など）
主な生薬：山薬、陳皮
鹹
腎・膀胱・耳に作用し、成長、
発育、生殖、水分代謝の向上、
硬いものの軟化。
（便秘、しこり・腫れの改善など）
主な生薬：銀耳、杜仲
五味調和

夏）・秋・冬の「五季」、味の場合は、「薬物のはじまり」の章でも述べた酸・苦・甘・辛・鹹《かん》の「五味」などです。

この二つの考え方を総称して、「陰陽五行説《いんようごぎょうせつ》」と呼びます。

「五味」が五臓の働きを調節

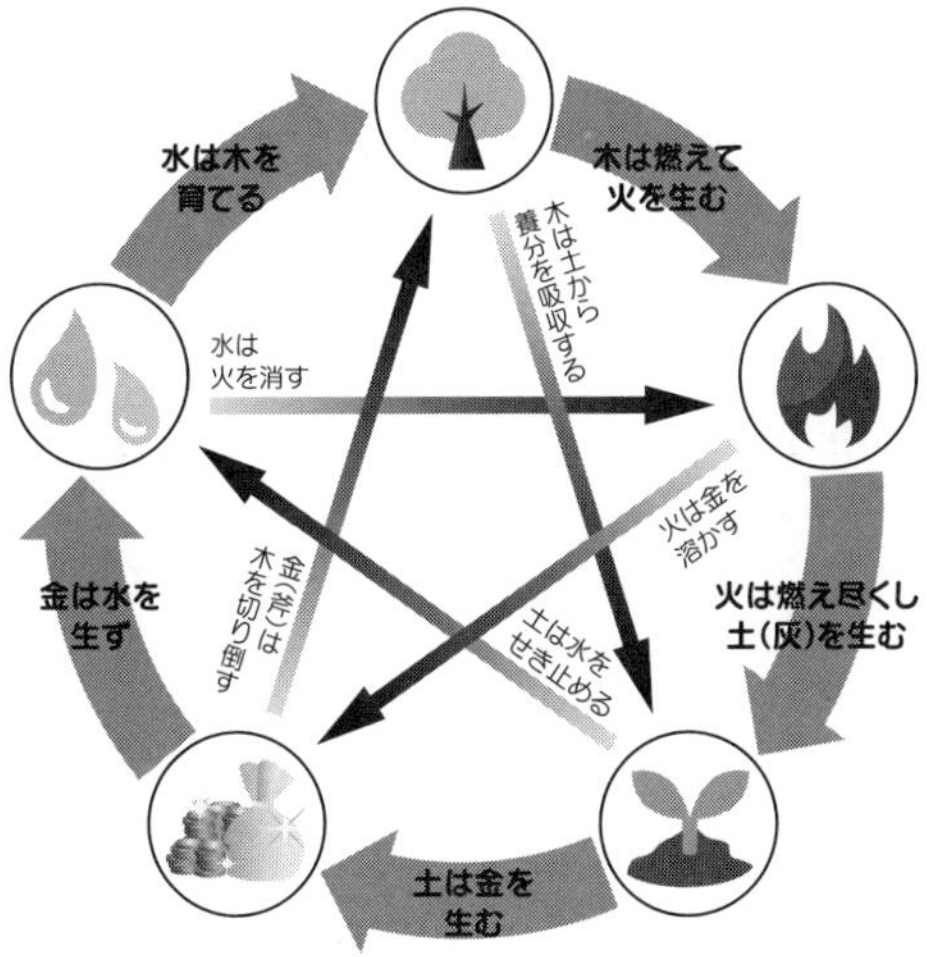

生薬は「酸味」、「苦味」、「甘味」、「辛味」、「鹹味（しおからい）」に分類され、「五味」と呼ばれます。五味は臓腑《ぞうふ》に入って、酸は「肝《かん》」、苦は「心《しん》」、甘は「脾《ひ》」、辛は「肺《はい》」、鹹は「腎《じん》」に分かれ、それぞれの摂取量の過不足で影響を与えます。

【基礎編】「五臟」とは?

中医学では、身体の各臓器は「肝《かん》」「心《しん》」「脾《ひ》」「肺《はい》」「腎《じん》」の「五臟」に分類されます。これは、西洋医学でいう肝臓、心臓、脾臓、肺臓、腎臓などの具体的な臓器とは異なり、体内で起こっている人体の働きや機能を、もっと広い範囲で五つに分類したものと考えられています。西洋医学の内臓と一致する点もみられますが、一致しない点も多くあります。

それぞれの五臟の特徴をあげてみましょう。

◆「肝《かん》」は、全身の「氣《き》」の運行や調節を指示する役割を果たしています。また、肝《かん》に「氣《き》」や「血《けつ》」が正常に流れると、精神状態や情緒も安定します。「血《けつ》」を蓄え、筋肉や目に補給する働きがあります。

肝《かん》が弱まると、顔色が青く、イライラしやすい、筋肉に力が入らないなどの症状が現われます。酸っぱいものを好み、「春」になると病気が悪くなる傾向があり、「酸味」の薬物を使用します。

◆「心《しん》」は、心臓のポンプ作用をつかさどり、全身に「血《けつ》」を循環させます。また、精神・

意識・思考などの高次中枢神経活動を統括します。舌に通じ、病変などは舌に現われます。心《しん》が弱まると、顔が赤くのぼせやすい、よく動悸がする、落ち着きがないなどの症状が現われます。苦味のあるものを好み、病気は「夏」に発症しやすい傾向があります。心《しん》の病には「苦味」の薬物を使用します。

◆「脾《ひ》」は、飲食物の消化・吸収のほか、「血《けつ》」が血管から外に漏れ出さないように制御しています。また、内臓をつり上げる働きがあり、胃下垂や脱腸が起こるのは脾《ひ》が弱り、この働きが低下したことによります。口に通じ、脾《ひ》の異常があると、口や唇に現われます。脾《ひ》が弱まると、顔色は黄色味を帯び、鼻血や不正出血が続く、胃腸がおかしく下痢をしやすいなどの症状が現われます。甘い味を好み、病気は四季の「土用」に属し、季節の変わり目に体調を崩しやすい傾向があります。脾《ひ》の病には「甘味」の薬物を使用します。

◆「肺《はい》」は、気管支や鼻などを含む呼吸器をつかさどり、外界から新鮮な空気を吸い、全身の「氣《き》」の生成と調整を行います。身体内部から体表や毛穴へと「氣《き》」を行きわたらせ、「外《がい》邪《じゃ》」の侵入を防ぐほか、体内から汚れた濁気を吐き出します。「氣《き》」を腎《じん》に、「水《すい》（津液《しんえき》）」を膀胱に送り、尿や汗などの水分代謝を調節・管理する作用があります。

肺《はい》が弱まると、顔色が青白い、皮膚が弱い、よく咳《せき》や痰《たん》が出る、息切れをしやすいなどの症状が現われます。また、辛い味を好み、「秋」に呼吸器病が悪化する傾向があります。この場合は辛味の薬物を使用します。

◆「腎《じん》」は、生命維持機能や泌尿・生殖器をつかさどり、人体が先天的に持っている生命エネルギー「精氣《せいき》」を蓄え、発育や生殖活動を行います。また、必要な水分を調節し、不要な水分を膀胱へ送り、尿として排泄させます。骨や骨髄・脳の発達もコントロールし、老衰などは「精氣《せいき》」の増減に関係します。

そのため、腎《じん》が弱まると、髪は薄く細くなり、白髪が増え、抜け落ち、また思考力の鈍りや健忘、腰が重だるい、骨がもろくなるなどの老化現象が出てきます。顔色が黒く、臆病であったり、耳の異常を起こしやすく、しょっぱい味「鹹《かん》」を好みます。腰から下が冷えやすく、「冬」になると膀胱炎を起こしやすかったりします。腎《じん》の病には「鹹味《かん》」の薬物を使用します。

これら五臓や五味などの「五行」は、それぞれに独立しているのではなく、先に述べた「陰《いん》」「陽《よう》」のように、それぞれ関連性を持っており、互いに助けたり、抑制したりしながらバランスを保っています。そのため、どこか一つでも偏りが出てしまうと、全体のバランスが崩れてしまい、病気の原因となります。

例えば、肝《かん》の「氣《き》」が滞りやすくなる春は、イライラしやすく怒りっぽくなります。すると、脾《ひ》の力を弱体化し、食欲を低下させてしまったりします。また、梅雨時期には湿気を帯びやすい脾《ひ》は栄養不足になり、腎《じん》へ栄養を送る作用が弱まってしまい、腎《じん》の機能を低下させてしまいます。

【基礎編】人体の三要素は「氣《き》」「血《けつ》」「水《すい》」

漢方では、私たちの身体は「氣《き》」「血《けつ》」「水《すい》（津液《しんえき》）」の三つの要素で構成され、この三つが体内をスムーズに循環することによって、生命活動や健康は保たれると考えます。

「氣《き》」はエネルギー、「血《けつ》」は血液、「水《すい》（津液《しんえき》）」は体液を指し、いずれかが不足したり、流れが滞ったりすると、バランスが崩れて不調が起こるのです。

氣・血・水は生命の基本的物質

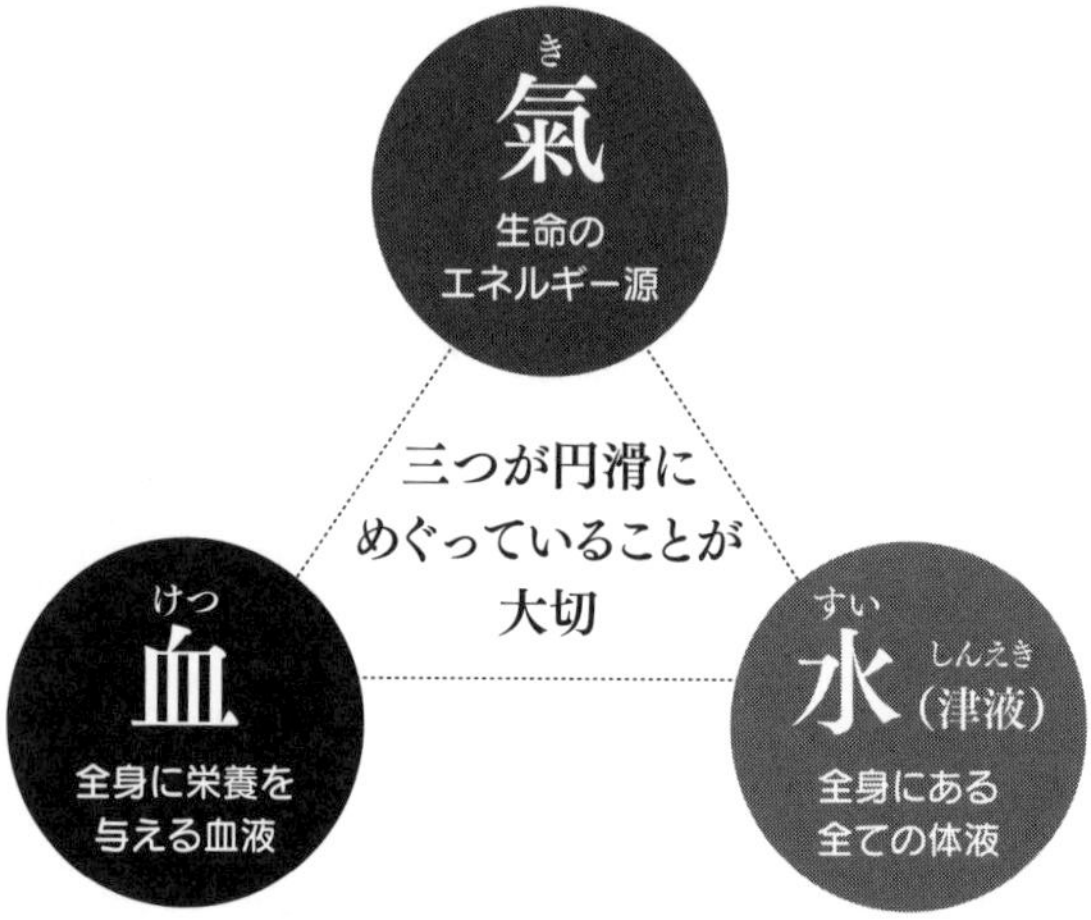

【基礎編】「氣《き》」は生命活動を支えるエネルギー源

「氣《き》」とは、身体のエネルギー源であり、生命活動を行う上で最も基本となる要素です。身体の各機能を動かし、血液や水分の流れをスムーズにめぐらせて、新陳代謝を促す働きを持っています。また、体温を保持するほか、外部から風邪などの原因となる「外邪《がいじゃ》」の侵入を防いでくれます。身体を構成する上で大切な「血《けつ》」「水《すい》」を作り出しつつ、余分なものは汗や尿などに変えます。さらに、過剰に体外に漏れ出すのを防ぐ作用を併せ持つなど、全身のバランスを保っています。

「氣《き》」の異常には、氣《き》が不足する「気虚《ききょ》」、氣《き》の流れが滞る「気滞《きたい》」、氣《き》が逆流する「気逆《きぎゃく》」があります。「気虚《ききょ》」に陥ると、だるい、気力がない、疲れやすい、声・目に力がない、風邪をひきやすいなどの症状が現われます。「気滞《きたい》」の場合は、抑鬱やのどのつかえ感、胸の詰まった感じ、腹が張るといった状態になります。「気逆《きぎゃく》」では、冷えのぼせや発作性の頭痛、動悸、ゲップのほか、驚きやすいといった症状もみられます。

【基礎編】身体のすみずみに栄養を届ける「血《けつ》」

「血《けつ》」は、飲食物から取り込んだ栄養素を「氣《き》」の作用により、身体のすみずみに届ける作用があります。内臓や筋肉を養い、「血《けつ》」が十分に足りている人は顔色や肌艶が良く、髪の毛や爪にも潤いと艶があります。また、精神活動の要として、心を満たし意識をはっきりさせ、精神を安定させ、意欲的な活動を行うことができます。

「血《けつ》」の異常には、血液が不足する「血虚《けっきょ》」と、血液の循環が滞る「瘀血《おけつ》」があります。「血《けつ》虚《きょ》」になると、顔色が悪い、皮膚の乾燥や荒れ、髪が抜ける、眼精疲労、こむら返りなどの症状が現われます。「瘀血《おけつ》」は女性に非常に多くみられるもので、口の乾き、色素沈着、目の下のクマ、月経不順、腰痛、不眠、不安などが主な症状です。

【基礎編】全身を潤す「水《すい》」（津液《しんえき》）

「水《すい》」とは、汗や涙、尿、胃液など、体内の水分のことです。胃腸から取り込まれた飲食物の水分が肺にまでのぼって、全身にくまなく散布されます。内臓を元氣にし、皮膚や目・舌・口・

鼻・耳など全身を潤します。また、体温調節や関節の働きをなめらかにします。最後には、尿や汗となって老廃物として体外に排出され、そのほか疲労解消の効果も持っています。

「水《すい》」の異常は水の流れが滞る「水滞《すいたい》」で、身体の一部もしくは全体がむくむ、尿量が少ない、拍動性の頭痛、頭重感、胃からポチャポチャ音がする、気圧や天候に左右されるめまい・耳鳴りなどに悩まされます。

また一方、「水《すい》」が不足する状態「陰虚《いんきょ》」になると、各組織が渇いてのどや肌、関節などが乾燥してしまいます。そのほか胃腸の機能がうまく働かず、水分代謝が滞り、体内に余分な水分が溜まった状態を「痰飲《たんいん》」と呼び、むくみやニキビなどの原因となります。

【基礎編】「氣《き》・血《けつ》」「陰分《いんぶん》・陽分《ようぶん》」が不足すると

朝夕の涼しさが増し、夏バテは終わってもよい頃なのに、生活に覇気がない。昔のような馬力がなくなり、活力がない。いつもと同じ仕事をしているのに一休みが多くなり、集中力がなくなった。休息や睡眠で軽減はするものの、普段の活動が継続しない。

このような疲労倦怠は、身体の「氣《き》」「血《けつ》」や「陰分《いんぶん》」「陽分《ようぶん》」の不足で起きることがほとんどです。

「氣《き》」と「血《けつ》」は、人体の構成と生命の維持活動の最も基本的な物質です。「氣《き》」の活力は非常に強く、絶えず動いており、人体の生命活動を推進して温める作用があります。人間は「氣《き》」から構成され、人の生命活動は「氣《き》」の運動と変化で、「氣《き》」が無ければ人の生命もありません。そして「血《けつ》」の充満している人は顔色が良く、筋肉が充実し、皮膚、毛髪も潤いと艶があり、視力も良く、肢体の関節運動も敏活です。

「陰分《いんぶん》」と「陽分《ようぶん》」は、正常な範囲内で常時変動していて、静止不変の絶対的平衡状態ではありません。正常な相対的平衡が崩れて、自己調節ができなくなると疾病を引き起こします。双方のバランスが失調している時には速やかにこれを補う必要があります。疲労倦怠感は腎臓や肝臓の疾患、糖尿病などによく見られます。病院の治療に加えて、じっくりと「氣《き》」と「血《けつ》」、そして「陰分《いんぶん》」「陽分《ようぶん》」の不足を補う漢方薬を服用することが治療への道です。

【基礎編】「気虚《ききょ》」と「血虚《けっきょ》」

「氣《き》」の不足が起きることを「気虚《ききょ》」と呼び、その最大の特徴は疲れやすいことです。痩せる、持続力がなく動きが緩慢になる、少し動いただけで息切れがする、生あくびが出る、疲れると何かの症状が悪化し、休息により軽減する。汗をかきやすく、すぐに風邪をひきやすい、尿を漏らすなどの症状を現わします。胃下垂、内臓下垂、脱肛の人は「気虚《ききょ》」の人が多くみられます。「氣《き》」の不足を補う補気剤の代表的な処方は「四君子湯《しくんしとう》」です。

「血《けつ》」の不足を「血虚《けっきょ》」と呼びます。特徴的な症状としては顔色が悪く、唇の色が悪い、クラクラする、めまいや立ちくらみがし、疲れやすい。手足のしびれや知覚麻痺が出てくる、皮膚においては痒みやカサつきが出る。また、髪に艶がなく、フケが多くなって脱毛する、大便が乾燥する。不眠や不安感、眠りが浅く、夢をよく見るなどの全身の症状が現われます。大病や手術時の出血が原因になることもあります。月経にも大きな影響を与え、期間が短い、月経量が少ない、重度では無月経なども「血虚《けっきょ》」が関係します。「血《けつ》」の不足を補う補血剤の代表的な処方は「四物湯《しもつとう》」です。

この「四君子湯《しくんしとう》」や「四物湯《しもつとう》」を基本とする処方は、ほかにもたくさんあります。

【基礎編】「陰虚《いんきょ》」と「陽虚《ようきょ》」

「陰氣《いんき》」の不足を「陰虚《いんきょ》」と呼び、生命活動の維持に必要な全ての「津液《しんえき》」（体液）、「血《けつ》」および「精《せい》」が不足したことによって、「陰《いん》」と「陽《よう》」の制約関係が崩れ、「陰《いん》」が「陽氣《ようき》」を制約できずに、相対的に熱症状が現われるものをいいます。

特徴は手足がほてる、顔全体がのぼせる、頬の部分がほんのり赤くなる、またはしみになる。寝相が悪く、時折寝汗をかくようになり、ひどい場合には不眠に陥る。のどが渇いて水分をよくとるにもかかわらず、尿量が少なく色が濃く、便も硬めになるなどです。

このような症状は、慢性的な疲労や寝不足により起きることがあります。また、臨床上、多く遭遇するのは大病後の原因不明の発熱や、糖尿病のかなり進んだ状態、手術後の痩せなどで、これらは「陰虚《いんきょ》」のいたずらです。この時に使われる代表的な処方は「六味丸《ろくみがん》」です。

一方、「陽氣《ようき》」の不足を「陽虚《ようきょ》」と呼び、特徴的な症状としては、息切れが多く、疲れやすい。汗をかきやすく風邪をひきやすい。顔色が青白く、手足が冷えやすく寒がりである。尿量が多く色は薄い。身体を冷やす、あるいは冷たいものや牛乳を飲むと下痢をするなどです。これらの症状は温めると楽になります。一般的には、冷え症、低血圧、胃腸虚弱、虚弱体質というような人はこれに該当することが多いようです。代表的な処方は、「人参湯《にんじんとう》」や「真武湯《しんぶとう》」です。

【実践編】未病に備え

漢方は、西洋医学では良い方法が無い、または手こずる難病を治す方法を持つだけでなく、日常的に出合う普通の病気を治すことにも優れています。そして、漢方がとびきり良く効く疾患というものがあります。一方、西洋医学と漢方のどちらか単独では難しく、併用すると効果が上がる疾患というものもあります。

中国医学の古典には、『上工《じょうこう》治《ち》未病《みびょう》』（上工《じょうこう》は未病《みびょう》を治す）という有名な言葉があります。「上工《じょうこう》」とは最も優秀な医者という意味で、「未病《みびょう》を治す」とは発病する前に未然に予防をするという意味です。早い段階から不調の要因を探って、人間が本来持つ「自然治癒力」を活かしながら、身体全体を正常な状態に整えて病気を予防していくという漢方のベースとなる考え方です。

だるく疲れやすい、気力が出ない、実際に病院で検査をしたが、異常は認められなかった。異常はあったが、特に病気とは認められない。これを「半健康症候群」と呼びます。

また、胃腸を壊しやすい、無理ができない、季節の変わり目などに体調が優れない、よく風邪をひく、夏バテしやすいなどは、いわゆる「虚弱体質」です。五臓に活力を与え、体質を強化する漢方薬を日常から服用することにより、これから来るであろう病気を予防することができます。

【実践編】どんな人が服用するの？

漢方薬はどのような人が服用しているのでしょうか。江戸時代は医者の能力の個人差が激しく、患者が殺到しているところもあれば、貧困にあえぐところも多かったといわれます。私たち漢方家は、当時の名医が書き残した書物を勉強することも多いのですが、全ての病気を漢方薬によって治療していたことは明白であり、現代医学とは異なった形で詳しく症状まで記載してあります。

この頃から「蘭学」が持ち込まれ、明治時代になると、「漢方」が日本の医学から後退し、暗黒の時代が続きました。現代は西洋医学を中心とした保険医療制度のため、漢方医学は二次的医療に甘んじているに過ぎず、本来の漢方の本望に達していないのが現状です。

一方で、当薬局に来る患者さんは「西洋医学だけでは不安」という人がたくさんいます。薬漬け、検査漬け医療、三分間診療、医者の態度に疑問を感じたり、西洋医学に見切りをつけた患者、あなたの病気は治らないといわれた患者、入退院を繰り返している、もっと健康になりたいと願う人、病院には通っているものの症状がなかなか改善しない、または悪化する。単なる対症療法ではなく、根本から病気を治したい、病院の薬が怖い、副作用で悩まされたことがある。なるべくなら、医者の世話になりたくない、医者に行く時間が無い……。

このように根本的に「医者が嫌い」といった人が相談に来ます。

【実践編】漢方が得意な病気とは？

当薬局に来店する患者の西洋医学の病名を列記してみましょう。アレルギー疾患では現代病の花粉症、アトピー性皮膚炎、気管支喘息、慢性蕁麻疹《じんましん》などの相談がたくさん寄せられます。一般的には、喘息発作時は一瞬の痰《たん》のつまりが命取りになることもあり、発作時には病院の治療が必要ですが、体質改善には漢方が第一選択になります。

腰痛症、神経症のたぐい、関節症、五十肩、肩こり。これらは現代医学では、対症療法か外科手術が治療の主流です。一方、漢方は神経の流れを改善し、左右の筋肉の強弱を調整する能力をつけるために、すばらしい働きをします。

高血圧、動脈硬化、脳出血後の後遺症、不整脈、心筋梗塞、狭心症など、脳血管疾患には、血液そのものの浄化が必要です。糖尿病もこのたぐいです。現在、これらは生活習慣病と呼ばれ、適切な漢方薬を長期間服用することによって改善が可能です。

自律神経失調症、不眠症、過敏性大腸炎、胃炎、胃潰瘍、心臓神経症、円形脱毛症などは、交感神経と副交感神経のバランスを調整することが改善のカギです。漢方療法はすばらしい効き目を現わします。

身体を長期間、故障の無いように使うためには、漢方を用いた日常の手入れが必要です。

例えば、慢性頭痛を持っている人はどのように毎日過ごしているのでしょうか。ほとんどの人が病院あるいは薬局で鎮痛剤をもらい、その場で何とか症状をしのいでいるのではないでしょうか。少し健康への意識が高い人は、これらの鎮痛剤に加えてドリンク剤や栄養剤、最近はサプリメントを併用して、頭痛を和らげる工夫を行っています。

また、毎日頭痛で悩んでいる人は、比較的素直に健康のことを考える人が多いのですが、頻度の少ない人はやはりその場しのぎで考えてしまうのが現状です。しかし、鎮痛剤で症状を抑えこむだけでは根本的な治療とはいえません。頭痛は、身体に何らかの異常があって発現するものです。その異常や原因をつきつめた上で、漢方薬によって体質改善を行う必要があります。

同じように、習慣性の便秘、慢性の下痢なども腸の働きが異常を起こしている現われです。胃腸は食べ物を吸収する重要なところで、いつもゴミがたまらないようにしておくことが大切です。そのためには、腸そのものの働きを良くする漢方薬が有効です。

皮膚科領域の相談も多いのですが、これは表面から見える病気なので、みなさん真剣に取り組みます。その反面、結果を急ぐ人もいます。『皮膚は内臓の鏡』という言葉もあり、じっくりと内臓を立て直し、皮膚に十分な栄養を送る漢方薬を服用すると良いでしょう。

そのほか、慢性肝炎、繰り返し起こる膀胱炎、前立腺肥大、バセドウ氏病、膠原病、慢性関節リウマチ、糖尿病、慢性腎炎、ネフローゼなどは、各臓腑《ぞうふ》の機能が悪くなって起きる病気です。いずれも時間は掛かりますが、漢方薬が得意とする疾病です。

また、産婦人科疾患では、不妊症、流産、更年期障害、のぼせ症、冷え症、生理不順、生理痛、子宮内膜症、嚢腫《のうしゅ》、つわりなどが挙げられます。一般に、「血の道症《ちのみちしょう》」としてよく知られていますが、子宮の環境は微妙なホルモンバランスで調整されています。単なる過不足を補うのではなく、「氣《き》」「血《けつ》」「水《すい》」の流れを改善し、自分のホルモンを調整する能力を養うことが大切です。

漢方が得意な病気を数々挙げてきましたが、漢方医学は何の病気であれ、患者の身体全体を把握し、病気と闘う医学であるため、重篤な副作用も避けることができます。例えば、癌にしてもそうです。残念ながら手遅れになる人もいますが、治ってしまう人と、上手にお付き合いをしている人がいます。患者と何度も接する中で、患者自身が素直になって漢方学的に必要な情報を学習していく場合は、病気は良い方向に進み、短気な人や他人任せの患者はなかなか病気も治りにくいようです。

メニエール病症候群なども、耳鳴り、耳が詰まる感じ、めまい、悪心・嘔吐、冷汗や血圧の変動などの症状が発現しますが、漢方医学にとって必要な情報はこれらの症状ではなく、その症状が出た時、「小便の量はどうだったか」「疲れて起きたのか」「イライラして起きたのか」などが重要です。

痔疾患には、内痔核、外痔核、肛門周囲炎、膿瘍《のうよう》、痔瘻《じろう》、裂肛といろいろな種類がありますが、これらは「アルコールを飲んだ時に悪化するのか」「疲れた時や寝不足の時に悪化するのか」などが重要です。

副鼻腔炎、鼻茸《はなたけ》なども同様で、鼻づまりは一日のうち、「いつがひどく、それは疲れると悪化するのか、良好条件は何か」などが大切です。

【実践編】全身から病を見極める「望診《ぼうしん》」

漢方薬には「望診《ぼうしん》」という、視覚器官によって病人の全身および局所の状態を把握し、症状の概況を理解して治療の参考とする観察法があります。

望診には「神《しん》・色《しょく》・形態」などがあり、「神《しん》」とは病人の顔色、表情、形態、言語、意識などの面を全てまとめたものです。我々は、これらを観察することによって得た初歩的な印象で、病状の軽重と疾病の予後を推察します。そのため、古代の文献では『神《しん》を得るものは昌《さか》え、神《しん》を失うものは亡《ほろ》ぶ』と言っています。

すなわち、疾病の経過において「神《しん》・色《しょく》・形態」が正常で、目に光があり、言語が明瞭で応答がはっきりしているものは、「正氣《しょうき》」がまだ傷《やぶ》られておらず、病状が比較的軽浅であることを現わします。たとえ、現われている病状がかなり重くても、その病状は容易に好転します。これを「得神《とくしん》」と呼んでいます。

反対に、精神は衰弱し、顔色は暗晦《あんかい》で表情はぼんやりし、目には光彩がなく、言語がわずかで時々とぎれそうになったり、答えがちぐはぐなものは、「正氣《しょうき》」がすでに傷《やぶ》られ、病状がかなり重いことを現わし、治療には十分な時間を要します。これを「失神《しっしん》」と呼んでいます。

【実践編】「病名」だけで判断してはいけない

漢方には、西洋医学とは体系的に異なった病気の見方と治療法則があります。西洋医学の病名だけで漢方薬を使用した場合、何が起きても不思議ではありません。

例えば、身体が冷えている病人に、さらに冷える薬を与えてしまっては、病状が悪化するのは当然です。風邪の後期などに用いられる「小柴胡湯《しょうさいことう》」が正にこれです。

「小柴胡湯《しょうさいことう》」は今から約千八百年前、漢の時代の張仲景《ちょうちゅうけい》によって著されたとされる『傷寒論《しょうかんろん》』に出典しています。「傷寒《しょうかん》」とは、感冒などの急性発熱性疾患のことで、病が体表面から内臓に入りかける時に使われる代表的な処方です。確かに漢方家の治験例の中には、慢性肝炎の治療に「小柴胡湯《しょうさいことう》」が使用された記載があります。しかし、気をつけなくてはならないのは、慢性肝炎という病名だけで、あたかも一般的に用いられるかのように誤解されやすいことです。

ここ二、三十年、日中の医学交流が盛んになるにつれ、日本におけるいわゆる柴胡剤の乱用が中国にも知れました。その結果、中医師の間から、柴胡剤の長期連服による弊害が指摘されました。患者がいて漢方の専門家がいる。病名ではなく、患者の「証《しょう》」をはっきり見極めた上で存在するものが漢方薬です。

【実践編】漢方の剤型と飲み方

歴代の医家たちは、想像を絶する果てしない臨床実験より多種の剤型を創作しました。湯剤、散剤、丸剤、膏《こう》剤などいろいろな剤型があります。その中で最も有名なものが湯剤、一般には「煎《せん》じ薬」と呼ばれるものです。湯剤の特長は、吸収が良く作用が速やかで、加減がしやすいことです。ゆえに、病状の比較的急な場合に対しては、湯剤を使用するのが原則です。

湯剤に用いる薬物は、植物の根・幹・皮・枝・実・葉・花や、鉱物、動物のたぐいです。専門家の問診により、種々の弁証を用いた処方を決定します。複数の薬物が調合された一日分を、土瓶に入れ三合半（約七〇〇㎖）の水を注ぎ、なじませるため二十分から三十分放置します。器は銀ならば最良で、陶磁器はこれに次ぎます。銅や錫《すず》、鉄は化学変化を生ずる可能性があるため用いてはなりません。ふきこぼれないように、土瓶のふたを少し開けて火にかけ、沸騰したら、とろ火にして二十五分から四十分、半量に煎じつめたら出来上がりです。

土瓶の煎じかすを捨てて煎汁を一日三回に分けて服用します。二回目、三回目に飲む時は、冷たいまま飲まずに、もう一度、飲める程度に温め直します。一度煎じたかすを、もう一度煎じて服用する人がいますが、これは色は出るものの、薬の効果は全くありません。二番煎じは無意味です。

例えば「葛根湯《かっこんとう》」「麻黄湯《まおうとう》」「小柴胡湯《しょうさいことう》」などは、煎《せん》じ薬として服用するのが好ましいのですが、この忙しい世の中、煎じるのに時間がかかり、なかなか服用できないという人が大半です。

この手間を省くために一九七〇年代から考案されたものが「エキス剤」です。エキス剤や錠剤は、漢方薬本来の持つ味、香りはもちろんのこと、薬効、成分などを損なうことなく製造されたものです。一般にエキス剤は一〇〇㎖くらいの温湯に溶いて服用すると、煎じ薬に限りなく近いものとなります。ただし、薬効には変化はありませんが、湿気で固まってしまうという欠点と、まだまだエキス剤の種類が少ないのが現状です。

発汗を必要とする風邪薬などは、必ず温湯に溶かして服用します。例えば、「桂枝湯《けいしとう》」は温湯に溶かして服用した後、熱くて薄いお粥をすすることにより薬力を助けることができます。また、同じ湯剤でも冷水に溶かすこともあります。風邪で熱が激しくて、布団を掛けてもすぐにはぎ取ってしまう場合などです。嘔吐《おうと》の激しい場合も冷水が好ましいでしょう。

「加味逍遥散《かみしょうようさん》」「安中散《あんちゅうさん》」などのように、処方の後に「散」と付いているものは、生薬を粉にして服用すると、より効果的です。私たちはこの製剤を「原末散」と呼んでいます。

【実践編】服用する時間は病状によって異なる

漢方薬はいつ服用したら良いのでしょうか？

西洋医学におなじみの「食後」には、食直後と食後三十分があります。「食前」は食事一時間前から食直前までをいい、「食間」とは食後二～五時間くらいをいいます。食間を食中と勘違いする人も少なくありません。

また、病状によって、服薬する時間を考慮することが必要です。

「上焦《じょうしょう》」とは、胸より上のことで、ここに比較的長く薬が溜まっていてほしい時は食後に服用します。例えば、急性の頭痛に「川芎茶調散《せんきゅうちゃちょうさん》」などを服用する場合は、本来食後の服用が望ましいでしょう。

病が「下焦《げしょう》」、つまりへそより下にあって、ここに薬効を速やかに到達させたい場合は食前に服用します。「八味丸《はちみがん》」など、腎臓に働くものはこのたぐいです。

身体を潤したり、身体の不足を補う薬は食間に服用します。汎用されている漢方薬は、この種類に該当する場合が多いでしょう。

【実践編】病院で処方された薬との併用

「病院で薬を処方されているが、漢方薬と一緒に服用しても良いか」という質問をよく受けます。現在、病院から処方される薬は、約三万品目といわれています。

インターフェロンで肝臓病や癌の治療中の人は、「小柴胡湯《しょうさいことう》」を中心とした柴胡剤《さいこざい》との併用は避けるべきです。これは、「間質性肺炎」が現われるとの報告によるためです。また、「甘草《かんぞう》」を含む製剤と、一部の利尿剤などは併用に注意しなければなりません。これは、血清カリウム値が低下し、脱力感・四肢痙攣・麻痺などのミオパチー（筋肉の疾患）が現われる場合があります。しかし、これらのケースはわずかです。苦痛を取り、より健康的な生活をするため、担当の医師または漢方専門の薬剤師とよく相談した上であれば、漢方薬の併用をお勧めします。

漢方薬には、身体に入り込んだ不必要なものを追い出す「瀉剤《しゃざい》」と、身体の不足を補う「補剤《ほざい》」とがあります。慎重に身体の症状を観察し、適切な漢方薬を服用することは、一向に差し支えありません。反対に「漢方薬を服用するから」と、病院の薬を急にやめてしまう人がいますが、これは漢方薬の副作用よりも危険を伴うことが多く、症状の緩和をよく観察しながら、必要無くなった新薬を一つずつ廃薬していくのが好ましいといえます。

【実践編】漢方薬に副作用はあるの？

さて、漢方薬に副作用はあるのでしょうか。漢方薬とは専門家が特殊な方法により、個人の病証や体質に合わせてそれぞれ処方するもので、これを中医学では「弁証論治《べんしょうろんち》」といいます。正しく弁証し、正しい処方がなされた場合、副作用は全くないといって良いでしょう。当然、弁証に誤りがあったり、処方が違う場合は、症状の改善は望めず、悪化することさえあり、思わぬ副作用が現われる危険性があります。例えば、温めなければならない時に冷やす薬物を服用したり、冷やさなければならない時に温める薬物を服用することなどです。また、補うべき時に発汗剤、もしくは下す薬剤、催吐作用を持つ薬を服用することです。

西洋医学でいう同じ病名でも、寒と熱、陰と陽、虚と実、裏と表が違い、病名だけで判断して漢方薬を服用してしまっては、副作用の発現は自ずと高くなります。

先にも述べましたが、昨今、肝炎に処方される「小柴胡湯《しょうさいことう》」の間質性肺炎の発現について、何度も報道されています。「小柴胡湯《しょうさいことう》」に配合されている「柴胡《さいこ》」と「黄芩《おうごん》」は冷やす薬剤です。一方、肝炎の一部には冷えているものもあります。この場合、肝炎と診断されたからといって「小柴胡湯《しょうさいことう》」を服用すると副作用が起きるのは当然です。また患者が自ら漢方薬を服用する時は、専門家に相談することが望ましいでしょう。

第二章

健康長寿のために
元氣で 長生き 美しく！

年初めに親しまれる「屠蘇散《とそさん》」

「お屠蘇《とそ》」とは、新年の元日、二日、三日の三が日の朝、「屠蘇散《とそさん》」という処方をみりん、または酒とみりんに一晩浸して、延命長寿を願って飲む薬酒のことです。この風習は約千七百年前、中国の三国時代の名医・華佗《かだ》が一年間の災難厄よけのために、十数種の薬草を調合したのが始まりといわれています。日本へは奈良時代後半（約千二百年前）に伝わり、平安時代初期に宮中儀式に採り入れられました。後に平安貴族に広がり、時代とともに武士や上流家庭に普及、婦女子にも口当たりの良いみりんなどを用いて現在に至りました。

中国・明の時代の書物によると、三角に縫った絹の袋に入れて大晦日の夜から井戸の内につるしておき、元日の朝に取り出して酒に浸します。一家そろって雑煮の前に祝い、来客にもふるまう習わしです。松の内が過ぎると残りかすは井戸に投じ、この水を飲むと水あたりしないと伝えられてきました。息災を祈る意味で年少者を先にし、順次年長者にと定められています。

一般には薬種五味のものが多く販売されています。一晩浸しておくと苦味が出て、飲みにくいことがあり、浸す時間を二十分から四十分にするだけで味、香り、色合いが程良く仕上がります。

延命長寿　不摂生を補う「上薬《じょうやく》」

今は特に病気もなく、元氣な七十歳の女性は、将来、病気で不自由な生活をするのが嫌だといいます。「いたずらに長生きはしたくないが、何か良い養生法はないか」と訪れました。

中国最古の医学書とされる『黄帝内経《こうていないけい》』には、養生法が記されています。

春は夜更かしをしても良いが、朝は早起きをする。

夏には遅く寝て、朝早く起きる。

秋は鶏と同じように早寝早起きすべきである。

冬には、夜早く寝て朝はゆっくりと起きる。体内の陽氣をもらさないように、寒い刺激を避け身体を温かく包む。これに逆らうと災難に遭う。

従えば自然の変化に順応し元氣で長生きできる。過労を避け、激怒しないよう努める。

美食、過食はしない。病気を長引かせない。酒を飲み過ぎない。力を出しすぎない。

こうした内容のほか、「五味《ごみ》」といわれる「酸味・苦味・甘味・辛味・鹹味《かんみ》」をバランス良く食べ、一つだけを取り過ぎないように気をつけることとあります。しかし、我々が生きていく上で、『黄帝内経《こうていないけい》』の聖人の生活はなかなかできません。

そこで、この不摂生を補う「上薬《じょうやく》」があります。不老不死の妙薬は、秦の始皇帝が生涯にわたって探し続けていたものです。幻の霊薬といわれる「霊芝《れいし》」をはじめ、「陽氣《ようき》」を補う「大蒜製剤《だいさんせいざい》」。身体の枯れを防ぎ、滋潤する「瓊玉膏《けいぎょくこう》」などが延命長寿の代表的な漢方です。

始皇帝が探し求めた「不走不死」の妙薬

相談者は、退職して四年目を迎える六十八歳の男性です。「日々老いを実感する中、友人、知人の訃報が年々増えており、いたずらに長生きはしたくないですが、嫁や子供には迷惑をかけたくないので、何か妙薬はありませんか」と相談に来ました。

不老不死の妙薬「霊芝《れいし》」は、二千年ほど前に編纂された世界最古の薬物書である『神農本草経《しんのうほんぞうきょう》』にその薬効が記されています。この本は、漢方薬を専門に扱う者にとって教本であり、多くの薬物の中から信頼性の高いものを厳選し、それぞれを「上品《じょうほん》」「中品《ちゅうほん》」「下品《げほん》」の三段階に分類しています。

「上品《じょうほん》」とは、さまざまな難病を治して健康維持、病気を予防するもので、その中でも「霊芝《れいし》」は最高のランクに位置します。「霊芝《れいし》」の項目には、生命を養い、無毒で副作用がなく、元氣を増し、寿命を延ばす薬効があると記されています。一般的にきのこ類の菌糸は、硬い細胞壁を持っているため、消化しにくいのが特徴です。現在は、厳選したサルノコシカケ科マンネンタケ（霊芝《れいし》）の発芽直前の活性化状態にあるものを酵素分解法により、細胞壁を分解します。菌糸から効率よくエキスを抽出した製剤が発売され、安価で、煎じる必要もなく、簡単に服用できるようになりました。

まずは「氣《き》」「血《けつ》」の補充を

団塊の世代の男性は、同窓会に行くと、見るからに歳をとってしまった人と四十代といってもおかしくない人がいたといいます。西洋医学的病気はなく、今の元氣を保ちたいと相談に来られました。

そこで、「氣《き》」を補う「大蒜製剤《たいさんせいざい》」と「血《けつ》」の元氣を維持する「田三七人参《でんさんしちにんじん》」の服用をお勧めしました。「血《けつ》」とは血液のことであり、全身をくまなく回るエネルギーのことです。「血《けつ》」は「氣《き》」とともに生命が活動するために重要な役割を担っていることは言うまでもありません。全身に「氣《き》」が充満し、各臓腑《ぞうふ》、器官が十分に機能するには、「血《けつ》」による栄養の供給が満たされなければなりません。「血《けつ》」は形成と循環の過程において「氣《き》」と離れることはありません。相互に補いつつ、共同で生命活動の主な基礎を構成し、全身を周流して停止することなく、新陳代謝を推進し、成長・発育を促し、生命活動を行っています。

では、体内の「血《けつ》」が不足したり、停滞したりするとどのような症状が出るのでしょうか。顔に艶が無くなり、唇や舌の色が薄くなる、または青紫色になる。筋肉がひきつれ、目がかすむ、皮膚や毛髪が乾燥し、頭がふらつき、動悸がする。睡眠が浅くなり、内出血や湿疹ができやすくなるなどです。

自然治癒力の強化

足腰が弱ってきた、疲れが取れない、冷え症……。

これらは、四十代から徐々に聞かれる代表的な悩みです。加齢や体力低下に伴い、「抵抗力」が低下したために現れてきます。抵抗力を強化するには、睡眠、栄養のある食事、ウォーキング等の運動が必要ですが、この三つをバランスよく行うのは各々の事情で実践できる人は少ないでしょう。

そこで、抵抗力を高め、病気やケガに負けない体力を作る「大蒜製剤《たいさんせいざい》」がお勧めです。私たちの身体は風邪をひいても、膝小僧をすりむいても、「自然治癒力」で病気を追い出し、傷を癒します。

しかし、この力には個人差があります。病気やケガの人は回復力を高めるために、病後の人は再発や合併症を防ぐために、また、万一のケガや病気に負けないために、日頃から基礎体力の維持、強化が必要です。

「髪白変黒《はっぱくへんこく》」で若々しく

最初から白髪の改善を目的に来店する人はほとんどいません。しかし、病気を治療している過程で、美容師さんに白髪の根元から黒い髪が出てきていると指摘された人は何人もいます。

この人たちが共通して服用している漢方薬が「瓊玉膏《けいぎょくこう》」です。

約千年前に書かれた『洪氏集験方《こうししゅうけんほう》』という古典によると、「瓊玉膏《けいぎょくこう》」とは、五臓六腑の働きを盛んにする。頭脳・骨髄・脊髄が充実し、全身が滋潤して栄養と血液が行きわたる。白髪が黒くよみがえる。老化を防ぎ心身ともに若返り、生命活動が盛んになるなど、ほかにもたくさんの記載があります。

質の良い「血《けつ》」を産生し、全身をめぐらせることにより、栄養が髪に行きわたり、黒髪がよみがえったのです。このほかにも化粧ののりが良くなった、しみが薄くなった、小じわが小さくなった、肌のかさつきが取れたという喜びの声が長年服用している人たちから聞かれます。

この「瓊玉膏《けいぎょくこう》」は、かつて黄帝を中心にごく限られた人たちだけが子孫繁栄、病気の予防と健康の維持、長寿のために服用していた高貴薬です。「補陰補血《ほいんほけつ》」効果が優れているため、現代病であるアトピー性皮膚炎や生活習慣病、手術後の肉芽形成や体力回復に、単独あるいは他剤と併用して素晴らしい効果を上げています。

第三章

一般的な病気

【風邪】風邪の常備薬に漢方薬を

この数年間、毎年のようにインフルエンザが大流行しています。例年、インフルエンザの予防接種も品切れ状態になっている様子です。

しかし、「予防接種をしたにもかかわらず、ひどい風邪をひいてしまった」と来店する人がたくさんいます。風邪をひいたかなと思ったら、適切な漢方薬を温湯で服用し、温かいものを食べ、早く休息することが最大の予防です。

ゾクゾクとした寒気があり、のどが痛く胃腸が強くない人には「荊防敗毒散《けいぼうはいどくさん》」、普段から食欲が旺盛で特に肩が凝る人には「葛根湯《かっこんとう》」、透明でサラサラの薄い鼻水と痰を伴う咳が出る人は、普段から水分摂取量が多く身体に水分が余っている状態ですので、「小青竜湯《しょうせいりゅうとう》」の服用をお勧めします。

のどの痛みと乾きがあり、痰が出ない咳を伴うものには「麻杏甘石湯《まきょうかんせきとう》」が良いでしょう。吐き気と頭痛があり、発熱による熱感があると思うと次にゾクゾクと寒くなる人は「小柴胡湯《しょうさいことう》」を服用します。だるさや食欲不振が出てきた場合は専門家に相談しましょう。また、これら風邪の初期の漢方薬は、常備薬として家庭に用意しておくと良いでしょう。

【風邪】風邪の漢方薬はどれくらいで効くの？

感冒の漢方薬はどれくらいで効果が出るのでしょうか。

生まれつき丈夫で、規則正しい生活をしている人は、当然病気にかかりにくいですが、何かの拍子で身体に負荷が掛かると病気に陥ります。身体が充実している時でも、布団を知らないうちにはぎ取ってしまったり、雨に当たってそのまま濡れたままでいたり、寒い日に薄着でいれば感冒にかかってしまいます。また、かかっている人と一緒に過ごしていても同じです。

これを現代医学では、インフルエンザに感染したといいますが、中医学では、『風寒《ふうかん》の邪《じゃ》に傷《やぶ》られた』と表現し、身体に余分なものが侵入したと考え、「実証《じっしょう》」と称します。

「風邪《ふうじゃ》」には侵入する深さがあり、体表面にあるものを「表証《ひょうしょう》」、胃腸に及ぶものを「裏証《りしょう》」と呼びます。いずれも発熱を伴い、表証《ひょうしょう》で汗のかかない風邪には「麻黄湯《まおうとう》」や「葛根湯《かっこんとう》」を使用し、汗をかくものには「桂枝湯《けいしとう》」をそれぞれ使い分けます。

表証《ひょうしょう》と裏証《りしょう》の中間にある「半表半裏《はんぴょうはんり》」には「柴胡桂枝湯《さいこけいしとう》」があり、裏証《りしょう》には頭痛や悪心などを伴うことが多く、「小柴胡湯《しょうさいことう》」などを使用します。

これら「邪実《じゃじつ》」の強さ、部位を正確に見極めることができれば、実証《じっしょう》は一服で効果を表わし、半表半裏《はんぴょうはんり》の場合は一日ですっきりします。裏証《りしょう》の場合でも、二、三日あれば調子は良くなります。

では、風邪をこじらせてしまい、なかなか元氣が出ないという場合は、漢方薬をどれくらい服用したら効果が出るのでしょうか。

高齢者や小児、または健康であっても寝不足や身体が疲れている時は体力が落ち、病気に対する抵抗力も低下して感冒にかかりやすく、治りも遅くなります。風邪をひいても、薬をなかなか飲まなかったり、間違った薬を服用すれば「こじれ風邪」に発展します。これは身体に不足を起こしているもので、「虚証《きょしょう》」と称します。

普段から寒がりで毛糸の帽子などをかぶっている人が風邪をひき、いつも眠く、小便が近くなる場合は、「麻黄附子細辛湯《まおうぶしさいしんとう》」を四、五日服用してもらいます。しかし、手足が冷たく、身体が重だるく頭重がし、小便に異常を来《きた》して便も軟らかい人には、「真武湯《しんぶとう》」を使用します。この場合は、一、二週間掛かることがあります。

風邪をひいて少し動くだけで汗をかき、食事の味がしない、また食欲が無くなり、夕方になると発熱してくる人には、「補中益気湯《ほちゅうえっきとう》」が良いでしょう。この場合は、六、七日掛かることもあります。このような人は「虚証《きょしょう》」であるので、繰り返し風邪をひくことも多く、普段から身体の不足を補う漢方薬を服用することが感冒の予防には適切です。

【風邪】「氣《き》」の不足による風邪

ある年の秋、皇太子妃の雅子様は滞在先の那須が寒かった上に、取材の疲れが加わり、風邪をひかれたとの報道がありました。四十日もの猛暑が終わるやいなや、十年ぶりに最大級の台風が上陸するなどの異常気象に加え、寒暖の差などめまぐるしい季節の変化に、身体がついていくのがやっとです。

八十三歳の女性は三週間前に風邪をひき、病院からもらった抗生物質を服用しています。透明な鼻水が出て、止まったかと思うと鼻が乾きます。熱と咳はありませんが、だるく足の付け根が痛く、やっと歩いているといいます。持病の腰痛は二週間前からひどくなり、身体全体が薄ら寒く、食欲がありません。そこで、腎《じん》の冷えと水分代謝を改善し、「氣《き》」を補うことで、胃腸と身体の疲れを取り除く「玄武医王湯《げんぶいおうとう》」を服用してもらいました。だるさと腰痛は三日で楽になり、鼻やほかの症状も徐々に軽減し、食欲も五日で改善しました。

この漢方薬は、高齢者や小児、若くても寝不足やハードなスケジュールを続ける人、または風邪がなかなか治らない人に多く処方します。そのほか、疲れやすい人や冷え症の人の風邪の予防にも使われます。また、「大蒜製剤《たいさんせいざい》」は、安価で風邪の予防に好評です。年末にはウイルス性の風邪が流行します。この時には柴胡《さいこ》剤を多用することになるでしょう。

【風邪】喘息持ちの風邪

小さい頃から、アトピー性皮膚炎と喘息に悩まされてきた二十二歳の女性は、バイト先の店が寒くて、すぐに持病の喘息が出てしまいました。熱はあまり出ませんが、寒さを感じると透明な鼻水が出て、身体がだるくなります。二、三日すると咳が出て、透明な痰がやがて黄色くなり、息苦しさとともにゼイゼイし始めます。身体を丈夫にしたいと来店しました。

中医学には、風邪を症状によって六つに分類した『六経弁証《ろっけいべんしょう》』という物差しがあります。その五番目の「少陰病《しょういんびょう》」という分類の中には、いつも眠たい、胸苦しい、激しい悪寒を伴う、時に下痢を伴う場合には、「四逆湯《しぎゃくとう》」とあります。この症状に加えて、節々が痛むものには、「附子湯《ぶしとう》」を使い、全身のだるさを伴い、時に腹痛と下痢があるものには「真武湯《しんぶとう》」を服用します。吐き気と下痢があり、頭痛がし、手足が冷えて温まらないものには「呉茱萸湯《ごしゅゆとう》」、皮膚がヒリついたり、のどの痛みを伴うものには「麻黄附子細辛湯《まおうぶしさいしんとう》」などを使います。

この女性は普段から冷えやすく、手足も冷たい体質でしたので、血行を良くし、身体を温め、風邪を予防し、身体を丈夫にする上薬《じょうやく》の「大蒜製剤《たいさんせいざい》」を服用してもらいました。これに加えて、「真武湯《しんぶとう》」を服用してもらい、二週間もすると、すごく元氣になりましたと来店しました。現在は「真武湯《しんぶとう》」をたまに服用するだけで、上薬《じょうやく》のみを服用し、元氣に過ごしています。

【風邪】疲れとストレスによる風邪

二〇一一年三月十一日の東日本大震災において、湘南地区でも帰宅難民になり、夜通し歩いた人も多かったようです。

ある六十四歳の女性は、四時間歩いて疲れ果てて帰宅しました。翌日は身体がなかなか温まらず、だるく、食欲がなくなり、三十七度の微熱が出ました。普段あまり歩かない人が長時間歩いたことで、身体の全ての「氣《き》」（エネルギー）を使い果たしてしまったのです。さらに「腎氣《じんき》」も不足し、身体を温められず、水分代謝も促せなくなりました。

この女性には、全身の「氣《き》」を補い、腎《じん》に「氣《き》」を運んで温める力を増し、水分代謝を促す「玄武医王湯《げんぶいおうとう》」を服用してもらいました。一服飲む度に身体が温まって元氣になっていき、微熱も取れましたと、喜びの電話をもらいました。

【風邪】体質別にみるこじれ風邪

毎年一月下旬になると、暮れから風邪をひき、なかなか治らないと相談に来る人が増えます。よく聞いてみると、もともと身体を温める能力が弱い人や、脾胃《ひい》が虚弱であったり、また寝不足やハードスケジュールのため蓄積性の疲労のある人がほとんどです。このような人は身体の抵抗力が低下しているため、感冒の初期を通過して、「こじれ風邪」にすぐに移行してしまうこともあります。

抗生物質や解熱剤の飲み過ぎで脾胃《ひい》を損傷したり、脾胃《ひい》が元来虚弱な人が風邪をひき、腹全体が張って苦しく、時に腹痛を起こします。身体を温めると気持ちがよく、悪心・嘔吐や食欲不振があり、泥状から水様性の下痢を伴います。発熱があり、唇は乾きますが、水分を欲しがらず、舌の苔《こけ》が白い場合は「桂枝人参湯《けいしにんじんとう》」が効果的です。さらに悪寒が激しい人は「附子理中湯《ぶしりちゅうとう》」が良いでしょう。腹が絞られるように痛む場合は「桂枝加芍薬湯《けいしかしゃくやくとう》」で、腹痛が激しく便秘する人は「桂枝加芍薬大黄湯《けいしかしゃくやくだいおうとう》」を服用します。

手足が冷え筋肉が引きつれ、寒がりで元氣がない。いつもウトウトと眠気があり、横になりたい。便は消化されていない下痢で尿量が多く、舌の苔が白い人には「四逆湯《しぎゃくとう》」が適します。尿量が減少する人には「真武湯《しんぶとう》」が良いでしょう。

【風邪】 体力低下によるこじれ風邪

　十二月から風邪をひいて、なかなか抜け切らないとの相談がありました。「こじれ風邪」です。長期間の風邪による体力低下がひどく、夕方になると熱っぽくなり疲れが出てくる。少し動くとジワッと汗をかく。食欲も何となく進まない。そのほかに、布団に入った時や冷たい空気を吸った時に咳が出る。

　この人には体力低下を補う「補中益気湯《ほちゅうえっきとう》」と、肺《はい》を温める「甘草乾姜湯《かんぞうかんきょうとう》」を一緒に服用してもらいました。数日で症状は消え、予防のために今も続けて服用中です。

　風邪をひき、五、六日経っても治らない状態を「こじれ風邪」と称し、症状によりさまざまな漢方薬があります。元来体力の乏しい人や、寝不足や疲れがたまっている人、また高齢者が陥りやすい症状には、手足が冷え、寒さを嫌がり、フラフラして全身あるいは腰から下がだるく、とにかく眠く、横になっていたいというものがあります。これには「真武湯《しんぶとう》」を用います。微熱が続く、または平熱と微熱を繰り返す。胃のあたりがモヤモヤし、食欲がなく、時に口が苦い。頭痛、鼻水、鼻づまり、わずかな寒気、寝汗を伴う時は「柴胡桂枝湯《さいこけいしとう》」。このような症状が長く続き、頭痛、鼻水は楽になったが、身熱《しんねつ》が残って咳をし始めるものには「小柴胡湯《しょうさいことう》」を用います。

【風邪】 脾《ひ》胃《い》虚弱によるこじれ風邪

三週間前にインフルエンザにかかり、三日で高熱は引いたものの、その後微熱が引かないという十歳の男の子。朝は元氣がありますが、昼頃から横になり始め、熱を測ると三十七度前後あります。朝から食欲がなく、少量の昼食も半分くらい残してしまい、夕食も少し食べただけで、また横になってしまいます。夜寝る時に首に汗をかくということです。

漢方では、インフルエンザも「外邪《がいじゃ》」侵入の一つであり、それは「風寒《ふうかん》の邪《じゃ》」に属します。「風寒《ふうかん》の邪《じゃ》」が体表面から入り、徐々に各臓腑《ぞうふ》に侵入し始め、このような微熱となることも少なくありません。三寒四温の時期は、高齢者や子供にとっては酷な季節でもあります。

この男の子は鼻水も咳もなく、ただ食欲がなくなっているので『脾《ひ》が傷《やぶ》られ』ています。脾《ひ》が傷《やぶ》られると、疲れやすく、食欲がなくなり、汗をかきやすくなります。そこで、脾《ひ》の「氣《き》」を補い、機能を改善する「参令白朮散《じんりょうびゃくじゅつさん》」を服用してもらいました。三日もすると元氣が出て食欲が亢進し、微熱も治まってきたとのこと。

風邪が万病の元といわれる由縁は、脾《ひ》だけではなく、心《しん》、腎《じん》、肺《はい》ひいては肝《かん》にまで影響するためです。風邪が長引いている時には、早めの漢方薬の服用をお勧めします。

【風邪】「鼻水」や「痰」で判断を

この年の冬はインフルエンザのほか、高熱を伴う風邪やマイコプラズマ肺炎、蓄膿症も流行りました。風邪をひいて二週間経つが、鼻水や痰がいつまでも出て、鼻声が続く……という人がたくさん来店しました。

鼻水は、鼻の粘膜の炎症の度合いを表わしています。

漢方では、黄色味が強い鼻水は、粘膜の炎症が強く、粘膜に熱を持っていることを示します。粘膜の熱が冷めると、黄色味はだんだん消えてクリーム色から白濁になり、透明になっていきます。こんな時には「小柴胡湯《しょうさいことう》」を服用してもらいます。鼻をかんだ時には奥から黄色い、または白色、あるいは透明の粘稠《ねんちゅう》な鼻水が出てきて、そして鼻の下にサラサラとした透明な鼻水が自然と垂れてしまう時には「柴胡桂枝湯《さいこけいしとう》」が良いでしょう。また、「後鼻漏《こうびろう》」といって、鼻水が口の奥に落ちてしまう時も同様です。

同じように、気管支や肺の炎症の度合いは、痰で判断していきます。

痰が濃い黄色の場合は粘膜の熱が強く、クリーム色になるとだんだんに熱が冷めていった状態です。咳をする時に気管支の痛みを覚える場合には「柴陥湯《さいかんとう》」が良いでしょう。声が枯れていたり、咳をする時に頭がうっすら汗ばむ場合には「柴胡桂枝乾姜湯《さいこけいしかんきょうとう》」、痰がなく咳き込む時には「麦門冬湯《ばくもんどうとう》」が効果的です。

風邪の後遺症の処方には微妙な感覚が必要ですので、専門家に相談し、症状に合った薬を服用しましょう。また春になると、スギ花粉が吹いてきます。粘膜を普通の状態にしておかなければ、花粉症になってしまう可能性もあります。

【インフルエンザ】インフルエンザ

六十八歳の女性はもともと胃腸が弱く、医者の薬が飲めないといいます。ある日、家族みんながインフルエンザにかかってしまい、予防接種をしていた女性も高熱が出て、医者にインフルエンザだと指摘されたそうです。

この人は悪寒がしたと思うと、翌日のどが痛み、節々も痛くなりました。発熱し、悪寒と熱感が交互にやってきて、高熱になると身体中が熱感だけになります。この時点では「柴胡解毒湯《さいこげどくとう》」が良いです。悪寒と節々の痛みの段階では、「桂枝加附子湯《けいしかぶしとう》」が良いでしょう。悪心、嘔吐、発熱が強いと、「柴平湯《さいへいとう》」を用います。このように漢方薬は、数時間で変化する症状をとらえて服用していかなければなりません。

やっと微熱になったのに午後になると発熱する。身体が重だるく、食欲がなくふらつく。このような症状は、ウイルスと戦い、体力を消耗したことで起こります。放っておくと次の風邪をひいたり、肺炎になったりするので、「玄武医王湯《げんぶいおうとう》」でしっかり体力回復をしていきましょう。

【インフルエンザ】インフルエンザの後遺症

インフルエンザは、突然の高熱、頭痛、関節痛、筋肉痛などの全身症状が強いのが特徴です。あわせてのどの痛み、鼻水、咳などの症状も現われます。さらに気管支炎、肺炎などの二次的疾患を併発し、重症になることもあります。特に呼吸器や心臓の病気を持つ人は、悪化することが多く、高齢者や小さな子供などは死に至ることもあります。

八歳の女児はインフルエンザにかかった後、一カ月経っても、だるさと空咳が続き、始終咳をしていました。食事は食べてはいるものの、時間をかけて嫌そうに食べ、便はいつもよりゆるめであるといいます。

そこで、脾《ひ》の「氣《き》」を補う「参苓白朮散《じんりょうびゃくじゅつさん》」と、肺を温める「四逆湯《しぎゃくとう》」を併せて服用してもらうと、一週間で改善が見られました。

漢方薬を止めてしまうと再び咳が出てくるとのことですが、しばらく服用を続ければ徐々に改善するでしょう。

【咳】体質別にみるしつこい咳

六十歳を迎えた女性は、一月早々に風邪をひき、熱はすぐに治まったものの、今も咳が残っています。いろいろな薬を服用していますが、咳き込み出すと顔が真っ赤になり、鼻水をわずかに伴い、息苦しくなるそうです。

暮れから春先まで、このような症状の相談が多くなります。鼻粘膜と気管支粘膜の炎症がこの時期まで続くと、花粉の影響を受けてしまいます。「今まで花粉症ではなかったが、この春から花粉症になってしまった」と来店する人は、風邪の延長線上にあることが多いのです。

痰が全くない空咳の場合は、「麦門冬湯《ばくもんどうとう》」を使用します。わずかに痰があり、それが出にくく、喘息のように気管支でヒューヒューと音が鳴り、少量の鼻水を伴う場合は、「柴胡桂枝乾姜湯《さいこけいしかんきょうとう》」を服用してもらいます。黄色い痰と透明でネバネバした痰があり、量が比較的多い人には、「五虎二陳湯《ごこにちんとう》」。咳のたびに頭に汗をかいて胸が痛くなり、口が苦く、黄色から白色の鼻水と痰を伴う人には「柴陥湯《さいかんとう》」が良いでしょう。

この女性は痰の出が良くないので、「柴胡桂枝乾姜湯《さいこけいしかんきょうとう》」に「麦門冬湯《ばくもんどうとう》」を加えて服用してもらいました。一週間もするとほとんど良くなりましたが、念のためもう一週間分作りました。

【咳】胸がモヤモヤするしつこい咳

毎年秋から冬にかけて、咳が長引いている人がたくさん相談に訪れます。病院でも漢方薬の「麦門冬湯《ばくもんどうとう》」がよく処方されているものの、奏功する人はごくわずかのようです。

六十八歳になる女性は三カ月前に風邪をひき、なかなか咳が取れません。痰も出にくく、少し出る時はクリーム色です。いつも肺がモヤモヤして苦しく、鼻水もいまだに治らず、一箱のティッシュが一日で無くなってしまうほどだといいます。

この女性の場合は、肺《はい》だけでなく体内にも「風邪《ふうじゃ》」が停滞しているために鼻水も残っています。「柴胡桂枝乾姜湯《さいこけいしかんきょうとう》」を服用するだけでも、この症状は緩和することができます。今回はより早く症状を改善するために、肺《はい》の熱を冷ます「麻杏甘石湯《まきょうかんせきとう》」を加えて服用してもらいました。翌日には「肺の苦しさが半分になって楽になった」と友達を紹介してくれました。

【咳】肺に熱がこもったしつこい咳

四十歳男性は風邪をひいて、四十日が経ちますが、鼻声と咳が今でもおさまりません。咳は始終出ていて、時に強く咳込みます。鼻の調子もいまだに悪く、朝方にはよく鼻をかんでいます。痰ははじめは黄色でしたが、あまり出なくなってきていて、わずかに出る痰は、切れが悪いといいます。

そこで、「養陰清肺湯《よういんせいはいとう》」を五日間服用してもらうと、「あのしつこい咳が日に日に治まってきました」とのこと。念のためにもう五日分作りました。

この薬は、本来ジフテリアに使う漢方薬ですが、ひどい気管支炎の人、慢性的に咳や痰が絡む人、たばこを吸う人、のどが痛む人、のどや鼻が乾いて声が枯れる人など、肺《はい》に熱がこもっている人全般に使用できます。

しかし、咳の漢方薬はたくさんの種類があるので、体質に合わせて専門家に調合してもらいましょう。

【咳】肺の潤い不足によるしつこい咳

七十二歳になる男性は長い間、咳をしています。毎朝、痰を切るために、大きな咳と咳払いをしてとても苦しいそうです。夕方になると多少悪化し、昼間はさほどでもありませんが、たばこを吸うと咳き込みます。この男性は咳だけでなく、しわがれ声になり、痰を出しにくく、時折血を吐きます。また、硬いものが食べられなくなり、ふらつきや目のかすみ、耳鳴りの症状もあるそうです。のどが渇いて乾燥し、口や舌が割れて傷になったり、汗が出やすく、のぼせて寝汗をかき、元氣が無くなります。微熱が下がらず、腰から下が軟弱になり、時に便に血が混じり、小便の出が悪く、勢いもなくなるなどの症状を伴うことが多いといいます。

この人には、明の時代につくられた腎《じん》を養い、水分代謝異常を調整し、肺《はい》の活力を増し、咳を止める「八仙長寿丸《はっせんちょうじゅがん》」が良いでしょう。また、咳は長期間に及んでいるので、「瓊玉膏《けいぎょくこう》」と一緒に服用すると良い結果を生みます。この漢方薬は宋の時代に登場し、若返りをすることで有名で、身体全体の「陰分《いんぶん》」を補い、肺《はい》を潤す働きがあり、空咳を治してくれます。酒を好んで長年咳をしている人や、息が切れて体力が落ちてきた人、身体がかさついて痩せてきた人には最適の薬です。

【頭痛】 慢性頭痛

十九歳で一人暮らしを始めた二十三歳の女性は、生活が不規則になり、半年が過ぎた頃、突然目の前がチカチカし、日の光がまぶしくて目を開けていられないほどになりました。やがて後頭部が重くなってズッキンズッキンと痛み出し、嘔吐と腹痛を伴う下痢をするようになったそうです。二、三時間休むと楽になりますが、身体のふらつきがしばらく続きます。疲労感は慢性的で、低血圧で寒がりです。

女性は十九歳まで病気も無く、元氣に過ごしていたため、症状が突然起きたのは、身体に不必要な「病邪《びょうじゃ》」が入り込んだことを意味します。身体を温める力を損なうと、体表面に流れる「衛氣《えき》」が異常を起こして寒冷症状が発現し、「氣《き》」「血《けつ》」の運行が凝結し、痛みや引きつれなどが現われます。この頭痛はほかの症状と考え合わせると、「寒邪《かんじゃ》」の侵入によるものでしょう。さらに「寒邪《かんじゃ》」が脾胃《ひい》の「陽氣《ようき》」を損傷すると、四肢の冷えに加えて、腹部も冷えて痛み、下痢や嘔吐を伴います。

体内に侵入した「寒邪《かんじゃ》」を追い出し、下痢や嘔吐を止める「呉茱萸湯《ごしゅゆとう》」を約一カ月間、服用してもらうと、目がチカチカする症状も消えたそうです。ただ「衛氣《えき》」の損傷を回復するために、「玉屏風散《ぎょくへいふうさん》」を一緒に服用してもらいました。不規則な生活の改善もできた時、この薬は必要なくなりました。

【発熱】午後の発熱

「日晡潮熱《にっぽちょうねつ》」という熟語があります。これは潮が満ちるように、午後の一定の時間になると発熱するという意味です。一日に数回の周期的な発熱があり、悪寒と発熱が交代に出現するものとはあえて区別しています。ここでいう熱とは体温計の測定によるものは当然ですが、他覚的あるいは自覚的に感じる熱感も含めて考えなくてはなりません。後世では「午後潮熱《ごごちょうねつ》」と呼ばれています。

感冒にかかり、高熱は引いたものの、二、三日微熱が続くという症状は、健康な人でもよく経験しているはずです。病気を持っている人、身体が虚弱な人、ハードな生活が続いて疲れがたまっている人、抵抗力の低下している高齢者などは、この潮熱が一週間以上続くことがよくあります。話すのがおっくうで元氣が出ない、疲労感が出てくると身体にしっとり汗が出る、手足に力が入らない、人に顔色が悪いと指摘される。こんな人は現代のすい臓周辺臓器の「氣《き》」の不足を補う「補中益気湯《ほちゅうえっきとう》」を服用します。

慢性的に潮熱が現われ、発熱とともに頬が赤くなり、手足がほてり、寝つきが悪く、やっと寝ついたかと思うと寝返りをよくうち、たまに寝汗をかく。最近痩せてきた。このような人は腎《じん》の「陰分《いんぶん》」の不足を補う「知柏地黄丸《ちばくぢおうがん》」を服用します。

【発熱】「陰分《いんぶん》」の不足による発熱

ウイルスなどに感染すると、年齢にかかわらず体力回復には時間が掛かります。
ある七十八歳の女性は、六月にノロウイルスにかかってから調子が悪く、朝は普通ですが、昼頃になると手が震え、身体が熱くなります。目もぼやけ、頭もボーッとしてきます。体温を測ると、三十七度から三十七・八度の発熱がありますが、病院へ行くと、どこも悪くないといわれます。食欲はありますが、好きなものだけを食べて、エアコンを入れると気持ちが良く、汗はジワッとしかかけないといいます。体力不足が原因で体温調節をする能力を失っている状態です。

この発熱は、漢方でいう「潮熱《ちょうねつ》」に入ります。さらに夏の暑さが加わり、治癒を遅らせている状況です。彼女には、まずエネルギー不足を補い、わずかに清熱剤が加わっている「清暑益気湯《せいしょえっきとう》」を服用してもらいました。

一週間もすると、「だいぶ良くなったが、まだ発熱する」と連絡が入りました。健康な人は、身体を温める力と冷やす力をいつも調節していますが、この冷やす力、つまり「陰分《いんぶん》」の不足があると、発熱が始まります。「陰分《いんぶん》」の不足を補う「瓊玉膏《けいぎょくこう》」を加えて服用してもらうと、かなり元氣が出てきたとのこと。現在、「瓊玉膏《けいぎょくこう》」だけを長寿の薬として服用しています。

【疲れ】疲労倦怠に「医王湯《いおうとう》」

平素はそうでもなくても、過度な労働やハードな旅行、不摂生による寝不足などで、翌日ぐったりと疲れ、身体がだるくて仕方がない人。また、涼しい秋だというのに疲労感を訴え、休日には家の中でゴロゴロしている人は、身体の活力が少なく「元氣《げんき》」が不足している人たちです。

いくら体格が良くても、生活条件によっては体力低下を来《きた》してしまいます。こんな疲労倦怠状態の時に、漢方薬では「補益剤《ほえきざい》」といって「氣《き》」を補う生薬を種々用います。その代表的なのが「補中益気湯《ほちゅうえっきとう》」です。この薬は前記の症状のほかにも、夏バテして体内の「氣《き》」が消耗し、身体が重く疲れて食事が美味しくなく、量もあまり食べられずに、すぐに腹がいっぱいになって眠くなる。こんな人にも最適の薬です。

また、長期服用して「氣《き》」を補うことによって胃腸を引き上げ、胃下垂、脱肛（直腸の下垂）、子宮脱を改善することもできる薬です。

「補中益気湯《ほちゅうえっきとう》」はこのような素晴らしい効力ゆえに、別名「医王湯《いおうとう》」とも呼ばれています。

第四章　夏に多い症状

夏の湿気とだるさ

「この夏は暑くなるのが遅く、冷房もあまり掛けていないのに、だるくて仕方がない」という男性は、病院で検査をしましたが、異常は無いと診断されました。この年の夏は、雨の日が多く、ジメジメとした鬱陶しさが続きました。低気圧が近づくと、頭が重く、身体がだるくなり、気分は憂鬱で、身体の動きが鈍くなります。また、古傷が痛んだり、腰痛や神経痛が悪化します。この時期の天候は、身体にどのように影響するのでしょうか。

漢方では、「湿邪《しつじゃ》」「痰飲《たんいん》」という概念があります。「湿邪《しつじゃ》」とは体外の湿気をいい、急性に発症するものに胃腸炎があります。嘔吐や胃の痛み、下痢、だるさなどが特徴で、代表的な処方は「藿香正気散《かっこうしょうきさん》」で、胃腸に入った「湿邪《しつじゃ》」を取り除く効果があります。また、「苓姜朮甘湯《りょうきょうじゅつかんとう》」という処方は坐骨神経痛に用いることが最も多いです。特徴は、腰から下の重苦しさを伴う痛みで、これも「湿邪《しつじゃ》」のいたずらです。

「痰飲《たんいん》」とは、体内の余った水分を指します。日常の疲れですい臓が活力を失い、必要以上に水分が溜まった病症《びょうしょう》をいいます。身体全体が重だるく、食欲がいまいちで、そうめんや蕎麦が多くなるという人は「香砂六君子湯《こうしゃりっくんしとう》」や「参苓白朮散《じんりょうびゃくじゅつさん》」などを服用します。

暑気あたり ―熱中症―

六十二歳の女性は、暑い日に庭仕事をしたところ、汗をびっしょりかき、そのうち汗が出なくなり、頭が朦朧としてきたといいます。軽い吐き気を感じたため家に入り、身体が熱かったので、冷たい水をガブ飲みし、食事もしないで身体を冷やしました。四時間くらいで楽になりましたが、次の日から食欲がわきません。

熱中症は炎天下を長く歩いたり、高温の室内で過重な仕事をした後などに起こります。はじめは大量の汗をかき、やがて汗が出なくなります。行動が不確実になり、夢うつつの状態が続き、それが極端になると倒れてしまいます。この女性は、熱中症の一歩手前で作業をやめたのでこれで済みましたが、続けていたら生命に危険が及んだかもしれません。熱中症で亡くなる人は、年間約二百人に達し、寸前の人は数えきれないでしょう。

この女性はまだ微熱があり、手足が重だるく、疲れやすいといいます。そこで、熱を冷まし、脾《ひ》の運化を健やかにする「清暑益気湯《せいしょえっきとう》」を処方しました。もしこれが急性期なら、清熱剤「六《ろく》一散《いちさん》」などを多用し、全身に霧吹き状に水をかけ、うちわで扇ぎます。また首やワキの下、鼠径部《そけいぶ》（太ももの付け根）を氷で冷やします。予防には、のどが渇く前にスイカを食べたりして、こまめに水分補給を行うことも大切です。

冷えによる夏の下痢

夏場に下痢は付き物。特に最近は冷房の普及により、どこでも冷えを感じる時代です。さらにこの年は冷夏が拍車をかけ、冷えによる下痢が多くみられました。ちょっとした寝冷えから起きる下痢をはじめ、冷水、ビール、飲料水の飲み過ぎ、生ものやスイカなどの冷たいものを少し食べただけでも起こる下痢には「人参湯《にんじんとう》」が適します。

下痢とは、一般に泥状から水様性の未消化の便であり、日に数回排便をもよおすものをいい、急性に起きるものと慢性に経過するものがあります。便のにおいもさまざまで、漢方では通常よりきついものと、あまりにおわないものに大別します。今回は、においが少ない慢性の軟便や、水様性であまりにおわない下痢を取り上げてみます。

普段から顔色が悪く、軽い腹痛を伴う下痢や軟便を繰り返す。食が細い、食後腹部が張り、眠気、疲労倦怠感があり、疲労すると悪化してしまう下痢には「参苓白朮散《じんりょうびゃくじゅつさん》」。また、食欲は正常ですが、下痢をした後に下半身が重だるく、めまいを伴う。睡眠不足や疲労時に悪化し、何となく排便に力のない下痢には、「真武湯《しんぶとう》」などを長期にわたって服用すると胃腸の働きが改善され、体力も向上してくるでしょう。

腹痛を伴う夏の下痢

数日前、パチンコを十三時間、その夜にビールなどを朝の三時まで浴びるほど飲んだという二十九歳の男性。翌日の午後から、胃の痛みとともに、ひどい下痢が何日も続いたため、相談に来ました。

便は健康のバロメーターです。この男性は無茶な生活と冷房、冷たい物の飲み過ぎによる冷えが原因で、下痢と胃痛が発症したと思われます。そこで、胃と腸の冷えを追い出す「安理《あんり》湯《とう》」を温かい湯で服用してもらうと、その場で胃腸が温まって改善しました。

これに吐き気や発熱が加わると、「桂枝人参湯《けいしにんじんとう》」などを服用します。さらに抜けるようなだるさがある場合は、「藿香正気散《かっこうしょうきさん》」を使用します。また、普段から胃に熱がある人が同じ症状になった時は、舌苔が黄色く厚くなります。これには「黄芩湯《おうごんとう》」が良いでしょう。

急性の腹痛は比較的すぐに改善しますが、慢性の腹痛は時間が掛かります。最近、特に増えているのが、精神的ストレスが要因の過敏性腸症候群で、「痛瀉要方《つうしゃようほう》」などを多用します。また、便に血が混じる時は注意を要します。潰瘍性大腸炎、大腸がん、すい臓の病気などが疑われ、病院の治療とともに漢方を併用します。この場合もかなりの時間を要します。

冷房病

近年はクールビズということで、三十六歳のＯＬの職場は二十七度に設定されています。帰宅すると足が棒のように重だるく、起きるのがつらく、朝はぎりぎりまで寝ています。朝から身体がむくみ、毎日つらいといいます。

女性は汗が出にくく、血色が悪く、だるさがひどい時には、血圧は九〇以下になり、比較的元氣な時は一一〇位です。普段から低体温で、時にひどい生理痛に悩まされます。もともと低血圧・冷え症の彼女は、エスニック料理のように香辛料で身体を温める料理を食べると、「陽氣《ようき》」がめぐって元氣になります。お茶をたくさん飲む割には小便の回数が少なく、水分を飲まないとトイレが遠くなるといいます。これらは、体内の「陽氣《ようき》」の不足と水分の停滞を意味します。

この人には、腎《じん》を温め、水分の停滞を改善する「真武湯《しんぶとう》」と、身体の「陽氣《ようき》」の不足を補う「桂枝人参湯《けいしにんじんとう》」を服用してもらいました。夜の足のだるさと朝のむくみが楽になり、早起きできるようになったと喜んでいます。冬までこの薬を続けると、「陽氣《ようき》」がめぐり、汗をかく体質になりました。生理痛も楽になり、活力ある日々を送れるようになるでしょう。

冷房によるだるさ

ここ数年の夏は、湿度が高い日々が続き、体調不良を訴える人がたくさんいます。

四十二歳になる女性は、現在は症状が落ち着いていますが、悪性の貧血とアトピーの持病がありました。また、もともと汗をかきにくく、冷えやすい体質です。職場では六月から冷房がかかり、八月に入ると鼻水が出て、頭痛がするようになったそうです。食欲もなくなり、身体のあちこちの凝りが激しく、関節、特に股関節あたりに痛みを感じる時もあります。マッサージに行くと、筋肉が硬くて「指が入らないくらい凝っていますね」といわれます。下痢気味で一日中だるくて、困って来店しました。

そこで、わずかに発汗させ、冷えと「湿《しつ》」を追い出し、脾《ひ》の運行を健やかにし、身体の中の水分を調節し、血行を改善する「五積散《ごしゃくさん》」に「附子《ぶし》」を加えて服用してもらいました。すると、数日で楽になったと喜んでいました。

発汗過多

喫茶店を営む五十五歳の女性は、営業中は厨房にいることが多いので、毎日汗をびっしょりかいて働きます。Tシャツを三枚くらい替えることもあるそうです。そのため非常に疲れていて、暑いと呼吸が苦しくなり、朦朧として意識が遠退いてきます。水分はとっていますが、飲むとすぐに汗が吹き出します。仕事のほかに祖母の介護もあり、睡眠も十分でないそうです。

「元氣《げんき》」とは、腎《じん》の「精氣《せいき》」と脾胃《ひい》が吸収した「食物の氣《き》」、および肺が吸収した「清氣《せいき》」の三つが結合して産生されます。「元氣《げんき》」は強い活動力を持つ精微性物質で、全身を流れ、各所に分布し、臓腑経絡《ぞうふけいらく》などさまざまな組織で生命活動を営んでいます。

夏の暑い時期に、暑い場所で働いていると熱を生じます。この女性は、熱によって「元氣《げんき》」を傷《やぶ》られ、「陰液《いんえき》」といわれる身体を冷やす体液をも消耗してしまいました。よって、汗が多く、身体が倦怠し、呼吸は浅く、口が渇いていています。

そこで、「氣《き》」を補って体液を自分の力で生み出し、熱を清して「陰《いん》」を養い、肺《はい》に「氣《き》」を集め、皮毛の調節機能を改善して汗を治める「生脈散《しょうみゃくさん》」を服用してもらいました。この処方は夏に多用しますが、女性は今までの夏と違い、元氣に働けると喜んでいました。

良い汗、悪い汗

東日本大震災における節電の影響で、冷房を控え、暑さを我慢している人が多かった年の事例です。夏は汗をかくものですが、汗にも「良い汗」と「悪い汗」があります。

普段から身体を動かしている人は、汗腺が開きやすく温度調節が上手です。しかし日頃から冷えが強い人は、暑くても汗が出にくく体温が上昇してしまいます。

屋内でかくベタベタした汗は、身体の「氣《き》」の不足をもたらし、疲れてしまいます。寝汗は「盗汗《とうかん》」と呼ばれ、疲れやストレス、寝不足が原因で起こる悪い汗です。改善には「補中益気湯《ほちゅうえっきとう》」が効果的です。

汗っかきで大食漢の人は、身体に熱を持っているので、「知母《ちも》」と「黄柏《おうばく》」で冷やせば、糖尿などの予防にもなります。腋臭《わきが》の人の汗は臭いがきつく、ベタベタするので「黄汗《おうかん》」と呼ばれ、改善には「竜胆瀉肝湯《りゅうたんしゃかんとう》」が良いでしょう。

同じ「汗」といっても、症状によって薬が異なるので、一度専門家にご相談を。

体質別にみる夏バテ

近年、残暑がことのほか厳しい年が続いています。冷たい飲料水をとるため水分が多くなり、胃液が薄まり、食欲が無くなります。または、そうめんやざる蕎麦をしきりに食べてしまいます。スタミナが切れる残暑の時期に増えるのが、風邪と夏バテの相談です。

脱力感をはじめ、動いていないのにジワジワと汗がにじみ、少し動いただけで背中が丸くなり、あごが上がってしまう。大きな息ができなくなり、息切れをしてしまう。声に元氣がなく、話すのもおっくうで、立ちくらみや振り向きざまにクラクラ……。以上が夏バテの基本症状です。

基本症状に加えて、全身が何となくむくむ人は「生脈散《しょうみゃくさん》」。食が細い人には「補中益気湯《ほちゅうえっきとう》」。目がかすむ時に筋肉が引きつるなどの症状が加われば「十全大補湯《じゅうぜんだいほとう》」が良いでしょう。

天気が悪くなると症状が悪化する人は「胃苓湯《いれいとう》」。寝冷えや、冷たいものを食べたり飲んだだけで下痢をし、クーラーに当たると眠くなる人は「人参湯《にんじんとう》」。この時期を上手に乗り切ることが、秋以降の健康につながっていくことでしょう。

体力低下による夏バテ

四十四歳の女性は七月から歯が痛くなり、夏の間ずっと歯医者に通っていました。神経に触れて痛み、食事ができませんでした。そのためか元氣がなく、身体の重だるさが続きました。抗生物質と鎮痛剤を一カ月以上続けています。

胃腸が強く、夏の間も食欲が落ちない人は夏バテもありません。食欲の秋に、夏の疲れをきれいに大掃除して、身体をリフレッシュできれば、冬の寒さや風邪、インフルエンザ、その他のウイルスに対応できる体力を作り上げることができます。まさしく「天高く馬肥ゆる秋」を満喫することができます。そんな人達は、反対にメタボリックシンドロームが心配になります。

ところが、この女性と同様に食事がとれず、冷たい水ばかり飲んで胃液を薄め、朝食を抜き、麺類や流動食ばかり食べていた人は、夏バテを引き起こします。体力が一段と低下し、やがて食欲も回復しないまま、冬に対しての体力・抵抗力の蓄積ができません。すると「氣《き》」が不足し、風邪をひき、ズルズルと体調の悪さを引きずってしまい、一年中調子が悪い状態が続きます。彼女のような夏バテを解消するには、脾《ひ》の「氣《き》」を補い、胃腸の働きを改善する「参苓《じんりょう》白朮散《びゃくじゅつさん》」が良いでしょう。

胃腸の疲れによる夏バテ

ある女性は、夏の暑さで七月に入るなり、食欲不振とだるさに襲われました。冷房を高めに設定しているためか、寝汗をかき、便が軟らかく、気分までふさぎこんでしまいます。病院の検査では異常がなく、「夏バテでしょう」と胃腸薬をもらいましたが、効き目がないので相談に来ました。

近年は記録的な猛暑が続き、九月頃に夏バテの相談が多く寄せられます。昼間のうだるような暑さに加え、寝苦しい夜が続き、食事はそうめんなどが多くなり、タンパク質の不足を起こして体力低下を招きます。身体がほてり、汗をたくさんかいて、つい冷たい飲み物をガブガブと流し込んでしまう。すると胃液が薄まり、消化吸収能力が低下してしまいます。また胃腸を冷やし、働きを悪くさせて少食になるというように悪循環に陥ります。しかし、脱水症状を防ぐために水分を補給することは重要です。

この女性の場合は、手足の冷えがひどく、最初は冷房病から発症しているので、だるさが激しいのでしょう。後に脾胃《ひい》の運化が低下し、食欲が落ちて便が軟らかくなってしまったと考えられます。腎《じん》の活力を回復し、温める「至宝三鞭丸《しほうさんべんがん》」と、脾胃《ひい》の働きを改善する「参苓白朮散《じんりょうびゃくじゅつさん》」を服用してもらいました。二週間後、一カ月半に及んだ地獄の夏バテから解放されたそうです。

だるさとむくみ

四十五歳の女性は、梅雨の時季から水分をたくさん取っても、小便の出が悪くてたまらなかったといいます。足がだるくなり、暑くなった頃には身体全体が重だるく、朝から手も足もパンパンになりました。指輪がはずれなくなり、冷房中でも少し動いただけでベトベトした汗がジワリと出てくるそうです。

この女性は、冷房が効いた職場でパソコン入力の仕事をしています。小便は遠い方でむくみやすい体質です。つまり、もともと膀胱の「氣《き》」のめぐりが良くありません。マスコミや西洋医に水分をたくさんとるようにいわれ、欲しくもない水分をやたら飲んでいたといいます。この段階で脾胃《ひい》において水分の停滞が始まりました。人間の身体はどこかに滞りがあると、全体の「氣《き》」のめぐりが悪くなり、さらに弱いところがますます悪くなります。そして余った水分が汗として出てきます。

膀胱の「氣《き》」のめぐりを改善し、水分代謝を促す「五苓散《ごれいさん》」を服用すると、たちまちむくみが引いていったそうです。女性はひどい状態をすぐ脱し、現在は回数を落として服用しています。一言にむくみといっても、原因によってさまざまな処方があるので、必ず専門家に相談しましょう。

水分のとり過ぎとむくみ

五十歳の女性は、普段からお茶や紅茶などで水分をとる方でしたが、「熱中症、熱中症」と世間が大騒ぎするため、いつもの二倍位の水分をとっていたそうです。食事は麺類が多くなりがちで、全身がむくみ、だるく、尿量が少なく、何回もトイレに行きます。夜中にも起きてトイレに行くようになったそうです。

そこで、「氣《き》」を補い、身体に溜まった余分な水分を排出する「補気建中湯《ほきけんちゅうとう》」を服用してもらいました。一週間くらいで、一回の尿量が増え、お腹がすくようになり、だるさとむくみも取れ、だいぶ元氣になったと報告を受けました。

近年、水分をとり過ぎの病症《びょうしょう》がとても多く見られます。水分はチビチビと必要量をとるようにしましょう。

猛暑後の脱力感

猛暑が終わり、紅葉が深まる頃、意外に多いのが、全身の疲れ、脱力感などの相談です。背景には慢性腎炎《まんせいじんえん》、糖尿病、肝炎などの病気を持っている人が多く、長年我慢していて、たまりかねて来店するケースがあります。

去年の秋に訪れた会社勤めの四十八歳の男性もそうでした。五年前から全身の脱力が現われ、四年前に「慢性腎炎」と診断を受けました。猛暑の後、脱力はさらにひどくなり、一週間のうち二日は会社を休んでしまうほどです。台風や低気圧が近づくと、頭痛、悪心などの症状も現われます。体調が良い時でも、眠さがあり、時間と場所があればどこでも眠れるそうです。普段から顔ののぼせ、頬の赤味、目の充血、唇の乾燥などの症状があり、水分をよく飲み、手足がほてる体質で、寝汗をよくかく。夏は手足に湿疹ができ、ダニかと思い、薫煙剤を焚いたものの、一向に治まらない。また、この頃からタンパク尿と血尿が増えてきたといいます。

この人には脾《ひ》を健やかにし、「氣《き》」のめぐりと水分の代謝を順調にする「参苓白朮散《じんりょうびゃくじゅつさん》」と、腎《じん》の「陰分《いんぶん》」の不足を補う「知柏地黄丸《ちばくぢおうがん》」を併用してもらいました。一カ月後に全身の倦怠感と眠さが激減し、六カ月後には、タンパク尿と血尿も消失しました。

秋バテ

連日の猛暑、酷暑にようやく一息つくことができましたが、身体のだるさが回復せず、食欲もいまだに沸いてこない、疲れが取れないという人が多くいます。

アイスなどの冷たい水分をとり過ぎると、胃内温度が急激に下がります。消化吸収能力が落ち、食欲も無くなります。そして、便通に異常を来《きた》し、負の連鎖作用が起こります。

そうめんや蕎麦などの麺類ばかりを食べていた人は、栄養バランスが崩れています。また、職場やスーパーなどの冷房が効いている場所にいると、身体が芯から冷えてしまいます。少し熱い所に出て汗をかいたからといって、この冷えを解消することはできません。

このような人はタンパク質をよくとって、ゆっくりと湯船に浸かることが大切です。また、身体を温めて血行を改善する「大蒜製剤《たいさんせいざい》」と、胃腸の働きを改善し、水分代謝を促す「補気《ほき》建中湯《けんちゅうとう》」を服用すると良いでしょう。

夏の疲れは秋にくる

近年、秋になっても猛暑が続き、冷たい飲み物が手放せません。胃の温度は三十八度といわれますが、冷たい物は一気に胃の温度を下げて胃液も薄め、下痢や食欲低下につながります。暑いと麺類ばかり食べてしまうなど、栄養も偏りがちです。

大量の発汗は体内のミネラル分を不足させ、筋肉が痙攣《けいれん》してこむら返りが起こります。また、暑さが身体にこもると表面がほてり、蕁麻疹《じんましん》の形で現われます。このような猛暑の影響は、秋に症状が出てきます。

胃腸の疲れには、脾《ひ》を元氣にする「参苓白朮散《じんりょうびゃくじゅつさん》」を服用し、胃腸が冷えた人は脾胃《ひい》を温める「安理湯《あんりとう》」が良いでしょう。足つりにはミネラルバランスを整える「ドロマイト製剤」とともに、「氣《き》」「血《けつ》」を補う「十全大補湯《じゅうぜんたいほとう》」を服用します。身体のほてりには「陰分《いんぶん》」を補う「知柏地黄丸《ちばくぢおうがん》」が効果的です。

しっかりと対策して、元氣に食欲の秋を迎えましょう。

第五章

血管にまつわる疾患

「四診《ししん》」で分かる高血圧症

漢方家にとって西洋医学的検査所見は、「原因」ではなく、「単なる結果」であることがほとんどです。高血圧も例外ではありません。我々にとっては、「数値がいくつ高い」という情報よりも、血圧が上がった時、どのような症状が出てきたのかが重要な情報になります。

しかし、ほとんどの人が「血圧が上がった」という事実だけに慌ててしまい、身体のわずかな変調も見逃してしまいます。また慢性になった人は、健康だった時の身体の状態を忘れ、重要な変調を歳のせいにしてしまいます。さらに、人間の意思が身体の疲労感を抑えることさえあります。この状態を長期間続けると、疲労感さえも感じなくなります。

この六十五歳の女性もそうでした。五年前から、日常の生活に加えて母の看病をすることになり、自分では特に変調を感じていませんでした。例年のように、市の定期検診を受けたところ、一二〇～六〇㎜Hgだった血圧が一六〇～一〇〇㎜Hgになっていました。医師から薬をもらい、一四〇～八五㎜Hg位に安定していましたが、この年の二月、孫の世話を一カ月続け、今度は二〇〇～一一〇㎜Hgになったそうです。医師の薬も変わり、孫を家に帰して疲れが取れたにもかかわらず、なかなか血圧は下がらないと来店しました。いろいろ問診を進めましたが、多少の息苦しさがあるだけです。患者が身体の変調に気付いていない例です。

健康だった時の体調と、高血圧になった時とを比較して、顔色の変化、のぼせの具合や脈の状態、疲れ方や朝起きた時の身体の具合、汗のかき方、イライラの仕方や不安感の有無、食欲・便通・尿の異常などの情報が適切に分かれば、漢方処方は容易に決定することが可能です。

毎日忙しく生活している人に、身体のわずかな変調を見逃してはいけないといっても、実際は難しいことが多いでしょう。このような時は「四診《ししん》」を基本とし、「臓腑弁証《ぞうふ》」に発展させていきます。

「四診《ししん》」とは、主訴、身体状況、既往歴などを患者に問う「問診《もんしん》」と、全身や局所の状態あるいは舌の状態をみる「望診《ぼうしん》」、患者の発する音を聞く「聞診《ぶんしん》」、そして脈の状態を知り、身体の触感的情報を収集する「切診《せっしん》」のことです。

この六十五歳の女性は「望診《ぼうしん》」を重視し、疲労によって腎《じん》と心《しん》において、「水《すい》」のめぐりに異常を生じたのだろうと判断し、「真武湯《しんぶとう》」を服用してもらいました。その結果、わずかな息苦しさは消え、元来色白だった顔色も、多少血色が良くなり、足の冷えも大分楽になりました。最初は西洋医学の薬と併用してもらいましたが、二〇〇～一一〇㎜Hgだった血圧が、現在は新薬なしで一三八～七九㎜Hgに落ち着いています。

「肝《かん》」由来の高血圧症

五十二歳になる女性は、最近首筋が凝り、体調が悪く、疲れやすいといいます。病院で血圧を測ってみると、高血圧症といわれたそうです。

普段からストレスがあり、明け方から起床時にふらつき、頭重、肩こりがあり、物忘れが多くなった人には「釣藤散《ちょうとうさん》」が良いでしょう。イライラが激しく食欲にムラがあり、太鼓腹で便秘気味の人は「大柴胡湯《だいさいことう》」を服用します。同じく怒りやすく食欲にムラがあり、便臭や口臭が強い人は「竜胆瀉肝湯《りゅうたんしゃかんとう》」が良いでしょう。「加味逍遥散《かみしょうようさん》」も同じくイライラが激しく、ため息やゲップ、おならが多く、顔が赤くなりやすい人が服用します。「加味逍遥散《かみしょうようさん》」から「牡丹皮《ぼたんぴ》」と「山梔子《さんしし》」を減らすと、「逍遥散《しょうようさん》」という処方になり、顔の赤味が少ない人が服用します。

以上の処方は、肝臓のめぐりが障害を起こして「氣《き》」「血《けつ》」「水《すい》」の流通が滞り、あるいは上昇するために、血圧も上がってくる病証《びょうしょう》を正常に戻していくものです。「肝《かん》」のほかに、「腎《じん》」由来、あるいは「心《しん》」由来で血圧が高くなる人もいます。

「腎《じん》」由来の高血圧症

「肝《かん》」由来の処方に続いて、今回は「腎《じん》」由来の場合について述べたいと思います。

顔、特に頬が赤く、ひどい人はしみができます。小便は黄色味が濃く、ひどい場合は混濁しています。寝不足やハードな生活が続いていて、疲れていることが多く、腰から下が重だるい。手足がほてり、終始水分が必要で、寝相が悪く、いびきをかく。これらの症状が顕著に見られる場合は、腎《じん》の冷やす力を改善し、「陰分《いんぶん》」を補う「知柏地黄丸《ちばくぢおうがん》」を服用し、軽度の時は「六味丸《ろくみがん》」にします。

反対に顔の赤味は無く、小便は透明で、手足が冷えやすく、温まりにくい。夜間排尿があり、腰から下は重だるく、昼から夕方にかけて足がむくむ人は、腎《じん》の温める力を改善し、「陽氣《ようき》」を補う「金匱腎気丸《きんきじんきがん》」が良いでしょう。

身体全体が冷え、朝からむくみがあり、夕方になると軽減し、小便は出にくく、量が少なく近い。めまいがあり、いつも眠い人は、腎《じん》を温め、水分代謝の異常を改善する「真武湯《しんぶとう》」を服用します。漢方薬は一人ひとりの体質症状によって違いますので、専門家に相談しましょう。

第五章

「心《しん》」由来の高血圧症

今回は「心《しん》」由来で血圧が高くなる人を中心に述べます。心《しん》は精神思惟活動を支配するといわれ、「心神《しんしん》」が不安定な状態になると、血圧が高くなり、動悸・不眠・精神不安などの症状を現わします。

いつもイライラして怒りっぽく、落ち着きが無い。音や光、何かの刺激で驚き、動悸が始まる。夜もあまり眠れず、よく夢を見て、うわごとを言う。食が細く、疲れやすい。小便の量が少なく便秘気味。肋骨の下が張って苦しい。頭痛・頭重、のぼせ・めまいや耳鳴りなどを伴うことがあり、足元がふらつき、雲の上を歩いているようだと訴える人もいます。このような症状の人には、「柴胡加竜骨牡蛎湯《さいこかりゅうこつぼれいとう》」が良いでしょう。

のぼせて顔が赤く焼けるように熱くなり、冷やすと気持ちが良い。鼻血などを伴い胸中が熱く、落ち着かずイライラして動悸があり眠れない。短気だが、すぐに冷めやすい。いつも騒がしく、よく笑い、感情の起伏が大きく、躁状態を呈する。甚だしい場合は、幻覚や被害妄想を現わす。胃中に熱があるので、便秘気味。このタイプには、「心火《しんか》」を瀉《しゃ》す「三黄瀉心湯《さんおうしゃしんとう》」が良いでしょう。

普段から睡眠が浅く、胸のあたりがモヤモヤとし、寝返りをよく打つ。口が渇き、よく水分を欲しがり、時々鼻血を出す。めまいや動悸を伴い、時たま激しい頭痛に襲われる。舌を見ると黄色い苔が厚く付いている。のぼせが強くて顔色が赤く、イライラしやすく、精神的に不安定な場合が多い。こんな人は、胸中の熱を冷ます「黄連解毒湯《おうれんげどくとう》」を服用します。

いよいよ更年期を迎え、卵巣の反応が鈍くなると、ホルモンの分泌が減少し、カーッと熱くなり、汗が出たかと思うと、それが冷えて寒くなる。全身がだるく、ひどい人は起きられなくなる。脈が速く動悸があり、寝つきが悪く、寝たかと思うと夢で起きてしまう。物忘れも多くなった人は、心《しん》と腎《じん》を養い、「陰分《いんぶん》」を補う「天王補心丹《てんのうほしんたん》」が良いでしょう。

同じような症状があり、さらに血液のめぐりが悪く、貧血傾向にある人は「柏子養心丹《はくしようしんたん》」を服用します。このたぐいは、憂鬱感、焦燥感、不安感などの精神科疾患の際に出現する症状と非常に紛らわしいものが多いのです。

高血圧性心疾患

高血圧が長期間続くと、動脈に負担がかかり、左心室肥大を起こします。冠状動脈にも動脈硬化が進み、左心室肥大、狭心症、心筋梗塞などが起こり、これを「高血圧性心疾患」と呼んでいます。

少し歩いただけで息が切れる、ゼイゼイと浅い息をし、胸から背中にかけて痛む人は、身体の「氣《き》」と「陽氣《ようき》」をめぐらし、心臓の緊張を解く「栝楼薤白白酒湯《かろがいはくはくしゅとう》」が良いでしょう。「栝楼実《かろじつ》」二g、「薤白《がいはく》」六gを白酒四〇〇mℓに入れ、一五〇mℓに煎じ、三回に分けて服用します。

この症状を繰り返していると、心臓がつかまれるような痛みになってきます。次第に仰向けで寝るのが苦しく、何度も寝返りを打つようになります。いわゆる狭心症・心筋梗塞のたぐいです。そのほか、先の処方に「半夏《はんげ》」を加えた「栝楼薤白半夏湯《かろがいはくはんげとう》」という処方があります。

この二つは、酒を利用した処方です。お酒飲みにはもってこいですが、残念ながら約二十分とろ火で煮てしまうので、アルコール分は飛んでしまいます。ここでいう白酒とは、焼酎に近く、「薤白《がいはく》」とはおなじみのラッキョウです。「栝楼《かろ》」とはキカラスウリの種子のことです。

高血圧症の予防には

高血圧症全般について数回にわたって述べてきましたが、出てきた処方は、なんと十六にも及びました。このほかにも体質や流派によっては、全く違った処方を使用することもあるでしょう。漢方薬は、西洋医学的病名にこだわらず、その人の体質・証に合わせて処方されるものですから、自己判断は禁物です。また、巷に溢れている漢方の本では、なかなか判断しづらいので、専門家に相談して服用しましょう。

また、効果が発現する期間もさまざまで、二、三日から一週間で楽になっていく人もいますが、高血圧のほとんどは三カ月から半年で徐々に改善していく傾向にあります。

高血圧の人にお勧めのものがあります。それは生活習慣病を予防するもので、血液をサラサラにする「上品《じょうほん》」です。万年茸の「霊芝《れいし》」と、ウコギ科の「田三七人参《でんさんしちにんじん》」といわれる製剤です。「霊芝《れいし》」とは古来、幻の霊薬として珍重され、秦の始皇帝が生涯にわたって探し続けた不老不死の妙薬です。「田三七人参《でんさんしちにんじん》」とは現在、中国で心臓や肝臓、腎臓疾患に使われ、日本では食品としてたくさんの種類が発売されています。

中風

この言葉は、チュウフウ、チュウブウ、チュウブなど、地方や年代によりいろいろな読まれ方をされています。中国では別名を「卒中《そっちゅう》」といい、現代医学の「脳出血」「脳梗塞」全体を指しています。

六十五歳の女性は、洗濯物を干している最中、突然、首がゴキッとなり、その場に倒れ込んだそうです。その後、悪心、嘔吐に襲われ、意識を失いましたが、家族も偶然、嘔吐を伴う風邪をひいていたため、母も同じ風邪をひいたと思っていたそうです。三日後、娘はようやく母が重篤な状態に陥っていることに気が付き、慌てて救急車で病院に行くと、頭部右側の「クモ膜下出血」とのこと。出血は頭部の三分の一に及び、これで出血が止まれば命には影響は無く、広がる場合には命にかかわるといわれたそうです。

もともと高血圧と孫の世話で疲れていたため、「陰分《いんぶん》」と「氣《き》」を補う「知柏地黄丸《ちばくぢおうがん》」と、「瘀血《おけつ》」を取り去る「血府逐瘀湯《けつぷちくおとう》」を病院に持って行ってもらいました。幸いにも意識は三日で戻り、漢方薬を服用できたそうです。服用後四日目に出血は半減し、入院後二週間で出血のあとはまるで無くなり、退院できました。命にかかわる場合、家族の願いは手段を問わず、いかにして後遺症が残らないように治癒していくかです。今回の漢方療法は、西洋医学の補助として重要な治療となりました。

胸部の痛み

見るからに丈夫そうな五十一歳の男性は、学生の時からスポーツが好きで、よく鍛えたことが現在でもうかがえます。温厚な話しぶりは、金融業の重役らしく、妙に要点が整理されています。主訴は、三、四分続く胸の中央部の締め付けられるような痛みで、年に四、五回の割合で起きます。いわゆる「狭心症」です。

症状は十五年前から発現していましたが、最近は頻度が高いほか、午前中に後頭部から背中にかけての凝りと痛みが多く出てきたそうです。ひどい時は寝違えの疼痛《とうつう》と間違えることもしばしばあります。また、軽度ではありますが、めまいとふらつきがあり、金属音の耳鳴りと目の痛みを伴います。腹部が張り、ゲップや無臭のおならが多く、胃の重だるさを伴います。

西洋医学的には最低血圧、γ-GTP、LDHがともに高く、心電図には異常がありません。態度や素振りからストレスは見受けられませんが、症状からははっきりとうかがえ、また動脈硬化もあります。そこで、心臓の「瘀血《おけつ》」を取り去る「冠心Ⅱ号方《かんしんにごうほう》」と、肝臓にたまったストレスを取り去る「逍遥散《しょうようさん》」を服用してもらいました。一年三カ月後には、検査値と種々の自覚症状も徐々に改善し、あの胸痛の恐怖が消え、不安がなくなったと喜んでいます。

動脈塞栓症

七十六歳の男性は、七年前と四年前に右脚の「動脈塞栓症」で、人工血管のバイパス手術を受けましたが、この年の三月に三回目の閉塞を発症しました。もう人工血管は無理なので、一カ月入院して副路血管拡張点滴（プロサイリン）を行いましたが、思わしくなく、三〇〇ｍも歩くと、右ふくらはぎの痛みが激しくなり、数分間休まないと、歩けない状態です。「漢方薬で足の動脈副路血管を拡張し、血行を改善することは可能でしょうか」と訪れました。

全身的な循環不全や、局所的な血流の停滞・内出血を「瘀血《おけつ》」といいます。この人は七年以上前に、心《しん》に「瘀血《おけつ》」を生じ、心臓の活力「心氣《しんき》」が徐々に低下し、右ふくらはぎの血流障害を発症したものと考えられます。そこでまずは、心《しん》の「瘀血《おけつ》」を取り去る「冠心Ⅱ号方《かんしんにごうほう》」と、「心氣《しんき》」の不足を改善するために、「生脈散《しょうみゃくさん》」に少量の「牛黄《ごおう》」を加えて服用してもらいました。次に必要なのが、ふくらはぎの「瘀血《おけつ》」を取り去る「血府逐瘀湯《けっぷちくおとう》」です。

実際には顔色や舌の状態をみて判断してから、漢方薬を服用し、もちろん病院の治療や薬と併用していきます。バイパス手術や経皮的冠動脈形成術を受けた人や、ペースメーカーを使っている人などが漢方薬を服用すると予後が良く、快適に日常生活を過ごすことができます。

動悸

七十九歳の男性は四年程前から突然、動悸がし始めて脈拍が速くなりました。病院で安定剤を何度も処方してもらい、その場をしのいでいました。ひどいと脈拍が一二〇に達することがあり、たまに心臓がドクンとし、脈をみると結滞しています。病院の薬を服用しているものの、一年前の夏にも発作があり、病院に行くと「心房細動《しんぼうさいどう》」と診断されました。

この男性は、普段から与えられたことをすぐにこなし、何事も計画通りに物事を進める信頼性の高い人です。ところが、奥さんは「あの人はいわゆる八方美人で、すぐに怒る」といいます。そこで、肝《かん》の「氣《き》」のめぐりをスムーズにし、「氣《き》」を下ろす「加味逍遙散《かみしょうようさん》」を服用してもらいました。一カ月後、心臓のあたりにある違和感がすっきりしたといい、まだ動悸はしますが、脈拍を測ると七〇にまで下がりました。

実は五十年前から、足に静脈瘤があり、年々ひどくなっているそうで、いわゆる「瘀血《おけつ》」です。血液の滞りで、心《しん》に負担をかける要因となる心《しん》の「瘀血《おけつ》」を取り去る「冠心Ⅱ号方《かんしんにごうほう》」を併用してもらい、さらに一カ月経過すると、動悸もほとんどしなくなりました。また一カ月後には、動悸は全くしなくなり、結滞も消失したと嬉しそうでした。予防のために服用を継続しています。

ふくらはぎの静脈瘤

六十二歳の女性は、出産後からふくらはぎに「静脈瘤《じょうみゃくりゅう》」がありましたが、あまり気に止めていませんでした。四十代後半からだんだん曲がりくねった瘤《こぶ》が大きくなり、最近さらに目立って、時には瘤が痛むようになってきたそうです。

女性のふくらはぎにある血液の滞りを「瘀血《おけつ》」と呼び、局所の「瘀血《おけつ》」が全身の血液の汚れに発展します。四十五歳くらいから全身のエネルギーが徐々に低下し始め、心《しん》のエネルギーも低下すると、心臓の血液を送り出す力が徐々に減少し、血液が滞り始めます。そして六十五歳くらいになると、その低下はさらに急速になり、さまざまな症状が出始めます。

例えば、顔色や唇、歯茎の色はどす黒くなり、艶が無くなった皮膚はカサカサし、しみ・そばかすが多くなる。また、肩こりや背中の痛みがひどくなり、うっ血して青紫色になる、物忘れが多くなる、手足がしびれる、皮下出血（紫斑）、血圧が高くなるなどの症状が出てきます。

この女性には、血液に柔軟性を持たせてサラサラにする「田三七人参《でんさんしちにんじん》」と、血液の滞りを無くしていく「血府逐瘀湯《けっぷちくおとう》」を六カ月服用してもらいました。瘤《こぶ》もきれいになり、顔のしみも消えてきたと大満足で、現在も継続中です。

第六章

消化管にまつわる疾患

食中毒の予防

「病原性大腸菌O－157」による食中毒が大流行し、西日本を中心に大きな社会問題になった年の話です。発病したら一刻も早く医療機関の診断と治療が必要です。どんな疾病にもいえることですが、大人よりも子供や高齢者、頑強な身体の持ち主よりも虚弱な人が、また同じ身体でも体力が充満している状態よりも睡眠不足の状態の方が、かかりやすくなります。

古代中国の先人は『上工《じょうこう》は未病《みびょう》を治す』ということをいっています。「上工《じょうこう》」とは、最も優秀な医者という意味で、「未病《みびょう》を治す」とは、発病前に予防をするという意味です。具体的には『当《まさ》に先《ま》ず脾《ひ》を実すべし』とあります。これは、現在のすい臓周辺の臓器と胃の不足を補えという意味です。

一般的には衛生上および、調理上の諸注意はもちろん、漢方の予防法を実施することで、より安心な生活ができます。汗をかき、冷水ばかり飲み、身体がだるくて食欲が以前よりなくなった人には「補中益気湯《ほちゅうえっきとう》」。冷房が効いているため汗はかかないが水分をとり、朝になると顔や手がむくんだようになり、身体がだるい人は「香砂六君子湯《こうしゃりっくんしとう》」や「参苓白朮散《じんりょうびゃくじゅつさん》」を服用します。ビールの飲み過ぎで胃腸が冷え、下痢をしやすい人は「理中湯《りちゅうとう》」が良いでしょう。

体質別にみる胃の痛み

精神的な刺激は内臓の機能を混乱させ、そしてそれが長引くと、人を早く衰えさせ、さらには種々の病を引き起こす原因となります。ストレス社会といわれる現代、多くの人が何かの形でストレスを受けています。今回は精神刺激によって起きた胃の痛みについて紹介します。

胃の周辺が張って強く痛み、痛みは両ワキまで広がり、背部にも張った痛みがあり、胸苦しく硬く詰まった感じがする。ため息が多く、ゲップやおならをすることで多少軽減する。こんな人には「柴胡疎肝散《さいこそかんさん》」。

イライラまたはふらつきがあり、目が充血し、肩が張り、赤ら顔の人には、「肝氣《かんき》」の流通を促す「加味逍遥散《かみしょうようさん》」。

胃の周辺からワキにかけて張って痛み、目が充血し、尿の色が濃く、舌の表面に黄色い苔《こけ》が出ている人は、肝胆にこもった余分な熱をとる「竜胆瀉肝湯《りゅうたんしゃかんとう》」。

疲れやすく食が細く、さすると痛みが楽になる。不眠、動悸、不安感を伴う時には、心《しん》と脾《ひ》の不足を補う「帰脾湯《きひとう》」。

長期間にわたって胃の刺されるような痛みがあり、固定性で夜間に悪化する人には、「瘀血《おけつ》」を取り去る「血府逐瘀湯《けっぷちくおうとう》」などを服用すると良いでしょう。

夏にくる胃腸虚弱

胃腸の弱い人にとって、夏はつらい季節です。水分が多くなり、胃液を薄め、消化力が低下し、さらに食が細くなります。

二十八歳の男性は、もともと食欲がある方ではなく、疲労しやすかったといいます。最近、仕事が忙しいため、食欲が減り、肉や油物を食べると胃がもたれる。一人前を食べるのが苦しく、すぐに腹がいっぱいになる。朝食を抜くこともままあり、風邪をひきやすく、症状はひどくならないが、なかなか治らない。また低血圧で朝が弱く遅刻することがある。食後には身体が重だるくなり、眠くて仕方がない。天気が悪い時にも身体が重だるい。小便は通常五～六回で、疲れると出が悪くなる。大便は軟便が多く、時々下痢をする。最近仕事の関係で気を使うことが多く、イライラすると腹部が張ってくることがある。十分な休息をとれた時は比較的調子が良いとのこと。

この人には脾《ひ》を補い、「湿痰《しったん》」を取る「参苓白朮散《じんりょうびゃくじゅつさん》」と、肝《かん》の「氣《き》」のめぐりを良くし、「気滞《きたい》」を取り去る「逍遥散《しょうようさん》」を併せて服用してもらいました。日に日に胃腸の調子をはじめとする諸症状が軽減していき、三カ月でほぼ改善しました。現在は再発予防のため、一日一～二回に減らして服用しています。例年、夏はつらかったが、この夏は楽ですと喜んでいます。

吐き気を伴う胃腸炎

桜の便りが近づくと、元氣で学校に行ってもらいたいと祈るのは、親心というものです。春休みは子供の相談が増えるのも当然でしょう。

小学五年生の少女は、去年の一月に急に激しい胃痛と吐き気に襲われ、「急性胃腸炎」と診断され、五日間の入院となりました。退院後も食べると吐き気をもよおし、春になってやっと元氣が出たといいます。翌年の正月に再び同じような症状に襲われ、一月は十二日間、二月と三月にも十日間ずつ三回入院し、現在も食欲不振と吐き気がとれないと来店しました。普段から体温は低く、おとなしく神経質ですが、医師は自律神経の影響ではないといいます。少女は水分や冷たいものをしきりに欲しがるそうです。

吐き気と胃痛を伴う流感の延長であると考え、まずは「柴平湯《さいへいとう》」を処方しました。数日すると、便通も毎日一～二回で徐々に固くなり、小便も五～六回くらいと正常になってきました。水分や冷たいものも欲しがらなくなってきたそうです。

そこで、さらに胃腸の「陰陽《いんよう》」のバランスを整え、働きを良くする「小建中湯《しょうけんちゅうとう》」と、腸を温める「理中湯《りちゅうとう》」を併せて服用すると、食欲がわき、吐き気がなくなったと報告がありました。

ストレスによる腹部膨満感

三十代前半で「十二指腸潰瘍」を患ったことがある四十七歳男性は、一年ほど前から腹部が張って苦しく、風船が膨らんでいるようで、痛みを感じる時さえあります。腹も多少出ていて、トイレでおならをすると楽になる気がします。半年前からゲップが止めどなく出るようになり、接客業なので大変困って来店しました。

ゲップやおならの臭いがきつく、食後にひどくなる場合は、「保和丸《ほわがん》」を服用します。食後に特に気にならない場合は、「竜胆瀉肝湯《りゅうたんしゃかんとう》」が良いでしょう。軟便で時に下痢をし、温かいものをとると楽な人は、「理中湯《りちゅうとう》」が適します。胃腸が弱くて胃のつかえがひどく、時にゲップと一緒に胃酸が上がってくる症状を伴う場合は、「旋覆花代赭石湯《せんぷくかたいしゃせきとう》」が良いでしょう。

この人の場合、ゲップやおならに臭いが無く、便も正常でした。食後わずかに悪化する傾向があり、ゲップは空腹時に勝手に出ます。食欲は正常で、特に胃腸も弱くありません。商売は順調ですが、従業員に気を使い、それがストレスになっているといいます。これは紛れもない「気滞《きたい》」です。ストレスによる「氣《き》」の滞りを改善する「柴胡疏肝散《さいこそかんさん》」で、症状はみるみる取れていきました。

「水滞《すいたい》」による腹部膨満感

五十七歳の男性は、一年前から腹部全体が張り、時に痛みを覚えるようになりました。最近は食欲も無く、手足だけが痩せてきたような気がします。食事をすると、さらに腹部が張って苦しく、ゲップをしても楽になりません。ちょうど一年前から会社の部署が変わり、市販の腹部膨満感の薬では全く効かず、病院に行くと軽い胃炎を起こしていると診断され、胃酸の分泌を抑える薬を処方されたということです。会社の部署は変わりましたが、大きなストレスは感じていないといいます。ただし、何となく面白くない職場であるという不満があります。舌の表面は真っ白で、小便は時に黄色味がかっていますが、ほとんど透明です。

この症状は慢性的なストレスにより、肝《かん》と脾《ひ》が失調して「氣《き》」が滞り、腹部に水分が停滞したために起きています。肝《かん》の「氣《き》」を伸びやかにし、脾《ひ》のめぐりを改善する「柴胡疏肝散《さいこそかんさん》」と、脾胃《ひい》の働きを改善し、腹部に停滞した水分をさばく「平胃散《へいいさん》」を併用してもらいました。

二週間後には腹部膨満感と舌の白苔は消失し、顔色も元氣になりました。「ここで定年を迎えるのか」という悲哀感が無くなり、やりがいすら感じるようになったそうです。

口内炎

口腔内には身体の情報を知るための重要な証候がたくさんあります。その最も代表的なものが、舌の状態を観察し、その人の身体状態を判定する「舌診《ぜっしん》」です。古典に『脾《ひ》は口に開竅《かいきょう》し』とあり、口腔内で胃腸の状態を知ることができます。その一つに口内炎があります。

二十七歳女性は、物心ついた時には口内炎の一つや二つできるのが当たり前だと思っていました。できない人がおかしいのではと考えたこともあるといいます。高校二年生の頃から受験の準備とクラブ活動による睡眠不足と過労がたたり、常に五、六個数えるようになってしまいました。痛さのあまり、食事もできず、おしゃべりもままなりません。ひどい時には唇全体が腫れ上がるほどです。風邪をひきやすく、疲れると頭痛がします。

この人には、「氣《き》」を補い、脾《ひ》を健やかにし、脾胃《ひい》の虚弱を改善する「参苓白朮散《じんりょうびゃくじゅつさん》」を服用してもらいました。長い間苦しめられた口内炎がみるみる減少し、三カ月後には姿を現わすことはほとんどなくなり、現在も薬の量を減らして継続中です。

この処方は、疲労時や風邪をひいた後にできる口内炎、小児の手足口病に多用します。普段から食欲が旺盛で、辛いものや脂っこいものを好み、暴飲暴食する人は、脾胃《ひい》の熱を取り去る「甘露飲《かんろいん》」が良いでしょう。

舌のヒリつく痛み

舌の痛みの相談は、数は少ないですが、常時あります。

六十一歳の女性は、一年前に突然めまいに襲われて以来、身体の変調が現われ出しました。血液検査をすると、コレステロールが高いだけでした。それから九カ月、通院は続けていましたが、新聞を読むと、背中から肩にかけて張り、筋肉が硬くなります。また、妙に目が見えにくくなってきたので、眼科へ行くと「緑内障」と診断され、二度にわたりレーザー治療をしました。その直後から舌にヒリヒリした痛みを感じ、いつも舌が熱く、酸っぱいような苦味を感じます。飲食の味は無く、砂を噛むようです。同時に身体に対する不安感で、不眠になり、身体が重だるく疲れやすいといいます。また、汗をかきやすく冷たいものを好んで飲みます。

女性は、若い時から食が細く、痩せ型で弱々しく、内臓下垂で、リウマチ熱を経験したこともあるそうです。もともと脾《ひ》胃《い》の働きが弱く、栄養を全身に送る力が衰弱しています。

今回の舌の痛みは、腎《じん》の「陰分《いんぶん》」の不足により、舌を保護するものが不足したことで発現したものでしょう。そこで、腎《じん》の「陰分《いんぶん》」を補って熱を冷ます「知柏地黄丸《ちばくぢおうがん》」と、脾《ひ》胃《い》を強くする「補中益気湯《ほちゅうえっきとう》」を同時に服用しました。一カ月で飲食の味は正常になり、三カ月で舌の痛みは半分になりました。半年で痛みもほとんど無くなり、胃腸の具合が良く、体重も一kg増え、夜もよく眠れると大喜びです。

手足が黄色い

二十六歳の看護師は生まれた時から手足が黄色く、「ミカンの食べ過ぎでしょう」といわれてきました。看護師になったばかりの頃、血液検査のヘマトクリット値が低いことに気付いたそうです。生理も不規則で、生理後や寝不足後、疲れた時、夜勤明けなどは、黄色味がひどくなります。最近、多忙で神経も使い、胃潰瘍《いかいよう》と十二指腸潰瘍になってしまいました。生理不順も悪化し、ますます黄色味が激しくなっています。

手足が黄色いと、必然的に顔も全身も黄色味を帯びてきます。漢方では、主に三つの原因で始まると考えます。第一は脾胃《ひい》の活力が低下した時。第二に脾《ひ》の「氣《き》」が不足し、湿気に侵された時。最後に「血《けつ》」の生成不足や「血《けつ》」の消耗で、栄養が不足した時です。

現代医学では、黄疸《おうだん》を心配しますが、そうでなければ放置されることが多いようです。この女性の場合は、生まれつき脾胃《ひい》の活動が不足しがちで、胃潰瘍と十二指腸潰瘍による出血で、「血《けつ》」が消耗し、栄養が不足したため、黄色味がひどくなったと考えられます。そこで、脾胃《ひい》の「氣《き》」を補う「参苓白朮散《じんりょうびゃくじゅつさん》」と「血《けつ》」を補う「当帰補血湯《とうきほけつとう》」を併せて服用してもらいました。三カ月後には黄色味が少なくなり、生理も以前より順調で、半年でヘマトクリット値も正常になりました。

脱腸

「脱腸」とは一般にヘルニアと呼び、大腸が腹中よりはみ出すことをいいます。小児や高齢者に多く発現し、突出する部位は鼠径《そけい》部（太ももの付け根）が多く、男子は陰嚢《いんのう》部にも起きます。

七十八歳の女性の場合は、五月の連休中、山にハイキングに行き、一日中歩いた結果、右鼠径部にうずらの卵大の腫れを発見しました。患部には赤味は無く、押すと痛みを感じ、歩く時に違和感があります。山から帰ってきた後も腫れは改善せず、朝になると多少小さくなり、午後にはわずかに大きくなるような気がします。重いものを持つと、右鼠径部が膨らむ感じがあり、医者に行くと、脱腸と診断されました。「三カ月くらい様子をみて、その後手術をしましょう」といわれたそうです。

身体には内臓を一定の場所に保持する働きが存在し、それを「中氣《ちゅうき》」と呼んでいます。この力が不足すると、内臓を一定の場所に保てなくなります。脱腸もその一つの症状であり、ほかに胃下垂、遊走腎《ゆうそうじん》、脱肛、子宮脱などがあります。体質や部位により、「補中益気湯《ほちゅうえっきとう》」「香砂六《こうしゃりっ》君子湯《くんしとう》」「小建中湯《しょうけんちゅうとう》」などを使い分けます。この人には「中氣《ちゅうき》」の不足を補い、「陰《いん》」と「陽《よう》」のバランスを調整する「小建中湯《しょうけんちゅうとう》」を服用してもらうと、一週間で腫れは消失しました。

嘔吐・下痢

疲れやストレスがたまっていたり、寝不足が続いたり、または体力が充実していない小児や高齢者が、湿気が多い時期にかかりやすい病気の一つに「ウイルス性胃腸炎」があります。

七十歳の女性の場合は、嘔吐し、二日目には下痢が始まりました。下痢は水様性で、白っぽいことがあり、一日に十回から二十回に及びます。下痢と同時に高熱を伴い、身体の全ての力を失い、抜けるようなだるさがたまりません。家族に付き添われて来店しました。舌には白い苔がいっぱいに付いていたので、湿気の病と考え、「藿香正気散《かっこうしょうきさん》」を服用してもらいました。

翌日には微熱になり、下痢は五回くらいになり、三日目には下痢がおさまり、軟便が一回になりました。だるさを取るために、もう三日続けると、元氣になりましたとお礼の電話が入りました。漢方薬は急性の場合にはすぐに効きますが、下痢が慢性化してしまった場合には完治までに時間がかかります。

胃腸の冷えによる冷え症

冬至が近づき、陽が傾き始めると急に寒さが厳しくなります。冷え症の人は寒さが一定すると、意外と落ち着いてしまいます。ところが、一日ごとに最低気温を更新する時に、症状が現われる傾向にあります。今回紹介する人は、三枚の厚手ジャケットの下にさらに、セーターを含め四枚も着ていました。ものすごい冷え症です。

三十歳になるこの男性は十五歳の時、鬱病にかかり、多い時で一日に牛乳を四ℓも飲んでいたといいます。漢方では、牛乳は冷やす薬性があり、牛乳が飲めない人や飲むと下痢になる人は、胃腸が冷えている可能性があるとされています。男性は四年間それを繰り返し、白い下痢便が出るほどでした。十九歳の時、鬱病は良くなりましたが、この間に冷え症体質を作り上げてしまったため、週に三回ほど、脳が爆発するような頭痛に悩まされるといいます。年中鼻づまりがあり、いずれも寒さで悪化します。汗をかきやすく、青白い顔で目にクマがあるほか、切り傷をすると治りにくい。小便は近く、少し柔らかい便を二、三回します。

この人にはすい臓の機能を助け、胃腸を温める「桂附理中湯《けいぶりちゅうとう》」を服用してもらいました。一カ月後、鼻づまりや頭痛も無くなり、冷え症も楽になったと喜んでいます。

第七章

腰より下の症状

下半身の無力感　―腎虚《じんきょ》―

近所に住む甥っ子に両腕を抱えられ、八十歳の男性が来店したのは八月のことでした。毎日一万五千歩くらいの散歩を日課にしていたのですが、七十五歳頃から、だんだん膝が痛くなり、二年前から力が入らなくなったといいます。立つだけでも膝に痛みが走り、生き甲斐であったウォーキングができなくなり、また、一人暮らしのため、炊事はヘルパーさんに頼んでいます。「最近は生きていることが虚しい」と深刻な表情で相談に来ました。

腰から下に力が入らない症状は、「腎虚《じんきょ》」といいます。四十歳頃から始まる腎《じん》の活力不足のことで、早い人で五十代前半から具体的な症状が発現します。このほかに、難聴や耳鳴り、トイレが近い、尿もれ、薄毛、脱毛、精力減退、気力体力の低下などがあり、これらを補いきれたら、百歳の寿命をたまわることになるでしょう。

膝の炎症はそれほどでもありませんでしたが、大腿《だいたい》部の筋肉が痩せ衰えていました。そこで、「腎虚《じんきょ》」を補うため、良質な「鹿茸《ろくじょう》エキス」と「牛車腎気丸《ごしゃじんきがん》」、筋肉を養うために「四物湯《しもつとう》」を加えて処方しました。三カ月後には「一万歩も歩けるようになった」と連絡があり、現在は歩いた後に少し痛みは残るものの、前と変わらず歩くことができるとご満悦です。「腎虚《じんきょ》」がからむ症状は、通常一年くらい時間を要します。

「腎氣《じんき》」の不足による排尿異常

最近、気力がなくなり、疲れやすい。小便は頻数《ひんさく》で量が多く、薄く透明であるが、勢いがなく切れが悪い。夜間に小便のため目が覚めるようになった。腰のだるさや痛みを伴うこともある。痛みとはいっても激痛ではなく、鈍痛である……。

このような症状はゆっくりと進行し、自分ではさほど気付かない人もいます。気が付いても、「歳かな」と納得してしまう。腎《じん》を温める力の不足です。

「腎氣《じんき》」の不足の症状は、まだまだたくさんあります。電車に乗ると空席に座りたがる。階段は手すりにつかまりながら上る。立っていると膝がガクガクする。動作そのものが緩慢になる。枕元に水差しを置くようになる。かかとがだるい、あるいは冷え、または角質化する。精力が減退し、果てはインポテンツになる。老眼が進み、目が疲れる。歯がぐらつく。耳鳴りがする。聴力が低下する。髪が抜ける。健忘になる。

排尿異常は、現代医学のさまざまな病気に顔を出します。例えば前立腺《ぜんりつせん》肥大、糖尿病、腎炎、膀胱炎などです。その予防と治療に有名な「八味丸《はちみがん》」が効果を発揮します。しかし、右記のようにその漢方的病理は複雑なため、専門家に相談し、服用しましょう。

「腎《じん》」を取り巻く漢方薬

前頁は排尿異常について「八味丸《はちみがん》」を挙げましたが、今回はもう少し詳しく腎《じん》の処方を解説しようと思います。

ここで「六味丸《ろくみがん》」という処方があります。腎《じん》という臓腑《ぞうふ》は、温める力と冷やす力が均等であれば漢方薬は必要ありません。この処方は、腎《じん》を冷やす力が不足した時に使います。症状としては、腰や膝が軟弱で重だるく、手足がほてる。めまい、耳鳴り、耳の聞こえが悪くなる。汗かきで寝汗をかき、のどが渇いて冷たい水をガブガブ飲み、舌が渇き、ひどい時はのどを痛める。歯槽膿漏が発現するなどの時に服用します。

これらの症状が、炎が舞い上がるようにひどくなった場合は、「六味丸《ろくみがん》」に「知母《ちも》」と「黄柏《おうばく》」を加え、「知柏地黄丸《ちばくぢおうがん》」を服用します。この処方は高血圧にも使用します。また、「六味丸《ろくみがん》」に、肝《かん》に入る「菊花《きくか》」と「枸杞子《くこし》」を入れると、今度は視力低下やかすみ目・疲れ目に効く「杞菊地黄丸《こぎくぢおうがん》」という処方になります。そして、肺《はい》に入る「麦門冬《ばくもんどう》」と「五味子《ごみし》」を加えると、咳嗽《がいそう》（咳）の漢方薬で有名な「味麦地黄丸《みばくぢおうがん》」となります。

ちなみに、前頁で紹介した「八味丸《はちみがん》」。この処方も「六味丸《ろくみがん》」に「肉桂《にっけい》」と「附子《ぶし》」を加えて、腎《じん》を温めて、冷えを除く薬剤です。実際には、疲れている人や、見るからに足腰が軟弱になっている人には「右帰丸《うきがん》」を使用しなくては追いつきません。高齢者の夜間尿には「縮泉丸《しゅくせんがん》」を加えないとなかなか効いてくれません。また、高齢者には脾《ひ》の力を向上させる「補中益気湯《ほちゅうえっきとう》」を加える時もままあります。

以上のように、腎《じん》を取り巻く処方は一例を挙げただけでもこれだけあるので、必ず漢方の専門家に相談してから服用して下さい。

体質別にみる膀胱炎

膀胱炎《ぼうこうえん》は、桜の花が咲き始める春と、草木が紅葉する晩秋の時期に多く見られます。ただし、この頃の膀胱炎《ぼうこうえん》は急性のものがほとんどで、大腸菌やブドウ球菌が原因で引き起こされます。しかし、タイミングを逃すと細菌は腎《じん》まで及ぶこともあります。

症状は排尿時の灼熱感や痛み、残尿感や尿の混濁、下腹部の鈍痛、尿の量は少ないが排尿回数は多くなり、時に血尿が出るなどです。

漢方薬では、膀胱、尿道の清熱作用のある「猪苓湯《ちょれいとう》」「五淋散《ごりんさん》」を四、五日服用すると治癒します。同じように医者に行き、抗生物質を服用した場合も功を奏します。

ここで注意しなくてはならないのは「猪苓湯《ちょれいとう》」「五淋散《ごりんさん》」、または抗生物質を四、五日服用したにもかかわらず治癒しない人や、症状は軽くなったが下腹部の鈍痛や残尿感が長期間続く、あるいは症状を繰り返し起こす場合です。

身体の抵抗力が不足していたり、もともと冷え症で下腹部や下半身の血液循環が悪いことが原因となるため、風呂に入ったり、腰や下腹部を温めると膀胱炎は楽になります。冷えやストレスで悪化する人には「当帰芍薬散《とうきしゃくやくさん》」、疲れや冷えで悪化し、夜間排尿がある人には「八味丸《はちみがん》」、下半身の重だるさと冷えがある人には「苓姜朮甘湯《りょうきょうじゅつかんとう》」などを用います。

また、無菌性膀胱炎の場合は、「金匱腎気丸《きんきじんきがん》」に「蒼朮《そうじゅつ》」を加え、「茯苓《ぶくりょう》」「沢瀉《たくしゃ》」を増量します。疲れたり出歩いたりすると繰り返す人には「人参《にんじん》」「黄耆《おうぎ》」「白朮《びゃくじゅつ》」などの「氣《き》」を補う薬を加え、さらに「柴胡《さいこ》」「升麻《しょうま》」を加えて、身体にある「氣《き》」を引き上げます。冷えると発現してしまう人には「金匱腎気丸《きんきじんきがん》」に、「当帰《とうき》」「芍薬《しゃくやく》」「川芎《せんきゅう》」を加えます。

腎盂炎《じんうえん》を発症し、発熱でぐったりする時には「玄武医王湯《げんぶいおうとう》」が効果的です。

冷えによる膀胱炎

二十九歳の女性は年末に突然、膀胱部の重だるさと排尿痛、それに血尿があり、病院に行くと膀胱炎《ぼうこうえん》といわれたそうです。抗生物質をもらって三日後に、胃が気持ち悪くなり、服用を中止すると、「猪苓湯《ちょれいとう》」という漢方薬をもらい服用しました。その三日後、排尿痛と血尿が再び現われ、翌日も症状が続いて怖くなり、相談に来ました。普段から足は冷え、立ちっぱなしの仕事で、最近は朝からむくむそうです。

膀胱炎を繰り返すと、自律神経に影響を与えることもあります。また放っておくと菌が上行し、腎臓にさえ影響を及ぼしてしまいます。この女性は接客業で、繁忙時はトイレにも行けず、二回目の出血は明らかにトイレを我慢した末に起きたそうです。医師から処方された「猪苓《ちょれい》湯《とう》」は、膀胱の炎症を冷やし、利水を促す薬です。膀胱炎は、冷えと水分代謝の異常が原因となっていることが多く、初期に「猪苓湯《ちょれいとう》」を服用するのは一考ですが、身体を温める薬を考慮しないと、このような事態に陥ります。

そこで、余分な水分を出し、身体を温める「当帰芍薬散加附子《とうきしゃくやくさんかぶし》」を服用してもらうと、翌日から快適になったそうです。まだまだ寒さは続くので、一日二回に減らして予防として続けるように伝えました。

季節の変わり目の膀胱炎

七十二歳の女性は、十年ほど前から膀胱炎にかかるようになり、特に季節の変わり目になると激しくなり、疲れた時や冷えた時には必ず症状が出てくるそうです。トイレが近く、膀胱のあたりが重だるくなり、太ももの内側がジンジン痛くなることもあります。夜間尿も三～四回になり、抗生物質が手放せなくなっていました。尿の色は透明で血尿はなく、医師からは「無菌性膀胱炎」と診断されました。普段から食が細く、手は温かいですが、腰から下が冷えやすく、足は常に冷たいといいます。風邪をひくと長引いてしまい、頭痛・鼻水・のどの痛みが続く上に、「一人暮らしなので不安が隠しきれない」ということでした。

顔色は蒼白で、汗をかきやすく疲れやすいことから、「氣《き》」と「陰分《いんぶん》」の不足が考えられます。また、夜間の小便が多いことから、腎臓を温める力が不足しているようです。

そこで、「氣《き》」と「陰分《いんぶん》」を補う「小建中湯《しょうけんちゅうとう》」と、腎《じん》を温める「金匱腎気丸《きんきじんきがん》」を服用してもらうと、三カ月くらいで膀胱炎の症状は出なくなりました。しかし、まだ風邪をひきやすいので、肺と全身を温める「四逆湯《しぎゃくとう》」を加えると、以前よりひかなくなったといいます。現在では、膀胱炎の薬をやめ、一人暮らしの不安を取る「帰脾湯《きひとう》」を服用し、さらに元氣になっています。

十年続いた膀胱炎

膀胱炎や尿道炎は、冬場よりも寒暖の差が激しい春と晩秋に多く、最近は冷房の普及に伴い、夏場でも起こるようになりました。

さて、今回は長年膀胱炎に苦しんだ人を紹介しましょう。五十歳の女性で、若い時から膀胱炎になりやすい体質でしたが、十年ほど前から頻繁に起こすようになりました。近年は、季節の変わり目、疲れた時や冷えた時に排尿痛が発現してくるそうです。普段から、膀胱のあたりがいつも重苦しく、午後になるとわずかに下半身にむくみを生じ、悪化時にむくみもひどくなります。疲れやすくいつも身体が重だるく、疲れるとジワッと汗をかく。手足は極端に冷えやすく寒がり。二十年前に「胃下垂」といわれ、食が細く、水分を多量に飲んだだけで胃がもたれてしまうので、医師から水分をとるようにいわれるが、なかなかとれない。小便は一日四～五回で、悪化時には六～七回になり、薄い黄色で濁りは無く透明です。

この人には、腎《じん》を温め水分代謝を良くする「真武湯《しんぶとう》」と、内臓を持ち上げる力を増強し、胃腸の働きを良くする「補中益気湯《ほちゅうえっきとう》」を服用してもらいました。服用一週間で膀胱炎の症状は消え、「服用していると身体が温まり、膀胱や胃腸の調子が良い」と服用を継続しています。

夜間尿を伴う膀胱炎

花見が終わると少しずつ薄着になっていきます。寒暖の差が膀胱炎の大きな要因の一つです。排尿時に軽い痛みやしみる感覚があり、「嫌だ、また始まった」と嘆く人もいるでしょう。

ある男性は、下腹部の重だるさが持続し、尿意をもよおし、小便をしたかと思うとすぐにトイレに行きたくなります。血尿が出たかと小便の色を確認すると、透明です。病院で検査すると、無菌性膀胱炎だといわれました。抗生剤を服用しましたが、なかなか治らず来店しました。

こんな人に「金匱腎気丸《きんきじんきがん》」を処方するとすぐに治癒してしまいます。ところが、のど元過ぎれば熱さを忘れてしまいます。症状は再発し、残っていた漢方薬を服用すると、またすぐに治癒します。

こういった人は、長い間徐々に腎《じん》の「氣《き》」が不足し、腎《じん》を温めるエネルギーが低下しています。季節の冷えは単に誘因に過ぎず、腎《じん》の「氣《き》」の不足を補い、腎《じん》を温める能力を漢方薬の継続服用によって回復しなければ根本治療にはなりません。つまり、慢性病を治療するには、五臓の漢方的弱りを見出して治療していかなければなりません。同じような膀胱炎の症状を呈していても、関わる臓腑《ぞうふ》が異なる場合がありますので、必ず専門家に相談しましょう。

第七章

むくみを伴う膀胱炎

季節の変わり目で、寒暖の差が激しくなると、さまざまな病気が発症し始めます。膀胱炎もその一つで、繰り返し起こるのが特徴です。

六十歳の女性は、数年間いろいろな健康食品を服用していましたが、病院通いに絶え間がなく、効果が見られず相談に来ました。色白でぽっちゃりとしたこの女性は、十数年前から一年の約三分の一は抗生物質を服用しているといいます。

そのほか、気管支喘息《ぜんそく》も併発し、朝方には手足と顔が腫れぼったく、冷え症で寒がりです。膀胱炎になると内股がしびれるように冷え、頻尿になります。膀胱はいつも重だるく排尿痛があり、夜間尿も多くなかなか眠れません。小便は透明でよく出ますが、残尿感があり、ひどい時は血尿が出ます。下半身を冷やした時とデパートなどで歩き過ぎると、この症状が出始めます。食欲はありますが、疲れやすく風邪をひきやすい。鼻づまりもしょっちゅうで、肩から首にかけてよく凝る。風邪が進むと喘鳴《ぜんめい》が聞こえ出し、黄色い痰《たん》が出て喘息になります。さらに高血圧と不眠症です。これらは腎《じん》の「陽氣《ようき》」が不足し、「水《すい》」のめぐりが悪くなって停滞して起こる病です。

そこで、腎《じん》の「陽氣《ようき》」をめぐらす「金匱腎気丸《きんきじんきがん》」と、「水《すい》」のめぐりを改善して水分代謝を促す「真武湯《しんぶとう》」を服用してもらいました。服用後三カ月で下半身のむくみが消え、体重が十三kg減って「二十代の頃のスラッとした足に戻った」と、大変嬉しそうでした。膀胱炎で抗生物質を服用することもなく、喘息もあれから現われず、足の極端な冷えも改善されたとのこと。夜間尿がなく夜もぐっすり眠ることができ、血圧も正常値になったため、血圧降下剤は四種類が一種類に減りました。

尿の貯留と排泄は、膀胱の「気化《きか》作用」によりますが、それは膀胱と表裏をなす腎《じん》の働きに請うことが大きいのです。身体をめぐった「津液《しんえき》」は腎《じん》に集まり、清と濁に分けられ、濁は膀胱に送られて尿となります。腎《じん》は、人体の水液の代謝を統括する働きを担っています。

この女性の場合は、寒冷の気候や疲労によって腎《じん》が損傷され、一連の生理活動が破綻してしまったため、「腎陽虚水泛《じんようきょすいはん》」という病因により、いくつもの病気に発展した例です。

西洋医学では複数の病気ですが、中医学では一つの病症でとらえられることがあります。反対に西洋医学では一つの病気でも、中医学では複数の病因にわたることもあります。

血尿を伴う膀胱炎

六十八歳の女性は色白で、若い時から二〜三年に一度は膀胱炎になっていました。三年前にひどい膀胱炎をした後、血尿（＋＋）が出始め、下腹部がいつも頼りなくなったそうです。冷えと過労で小便が近くなり、膀胱のあたりが重だるく、時には小便が赤くなる。昔から夏は嫌いで、汗かきで暑がりですが、その割に冷房が嫌いで真夏でも腰から下が冷えます。汗の量も多く脱力感がひどい。下半身から汗が出て一日に下着を何回も交換する。夜間の小便は一回ですが、膀胱が重だるくなってくると四、五回に増えてくる。お昼頃になると、足がむくみ出す。食は細く、油っこいものを嫌い、食事をすると眠くなってしまう。

この人には腎《じん》を温めて「陽氣《ようき》」を増し、水分のめぐりを改善する「金匱腎氣丸《きんきじんきがん》」と、腹部に「氣《き》」を与え、「中氣《ちゅうき》」を補い、内臓を引き上げて膀胱の圧迫を改善する「補中益気湯《ほちゅうえっきとう》」を服用してもらいました。二週間で膀胱炎の症状は消失し、一カ月半で汗の量も減って元氣になってきました。

しかし、半年後も血尿は改善されませんでした。そこで、すい臓周辺臓器の「氣《き》」を増すことで血液の漏れを改善する「参苓白朮散《じんりょうびゃくじゅつさん》」に転方したところ、三カ月で血尿はなくなりました。

繰り返す無菌性の膀胱炎

七十七歳になる女性は、満五十歳の時に初めて膀胱炎になりました。その二年後に再び発症し、以後、発症する間隔がだんだん短くなってきました。最近では一年のうちで膀胱炎になっている期間の方が長いような気がするそうです。当初から病院に行っているものの、菌は検出されず、膀胱鏡でみても、全く問題なくきれいだといわれ、神経内科を紹介されたそうです。神経内科の薬を服用しても、一向に良くなる気配がありません。

暖冬にもかかわらず、寒暖の差が激しかったこの年は、膀胱炎の相談がたくさんありました。菌が検出される場合も、この女性のように「無菌性膀胱炎」の場合も症状は繰り返し起こります。詳しく聞いてみると、尿色は透明で量は変わらないが、頻尿で夜間尿が増えてきたといいます。膀胱部分の重だるさと排尿痛があり、疲れた時や冷えた時に悪化し、そうでない時も夕方からこのような症状が発現します。

この人には「中氣《ちゅうき》」、すなわち内臓の「氣《き》」の不足を補い、膀胱の圧迫を改善する「補中益《ほちゅうえっ》気湯《きとう》」と、腎臓を温めて「氣《き》」のめぐりを補う「金匱腎気丸《きんきじんきがん》」を服用してもらいました。一カ月服用すると、症状はほとんど消え、予防として回数を減らして服用を続けています。

腎盂炎《じんうえん》

一年前から膀胱炎を繰り返し、その度に抗生物質を服用すると一週間くらいで治るという三十八歳の女性。半年間で五回も繰り返し、今回は激しい悪寒を伴う発熱と、身体のだるさ、食欲不振が出てきたといいます。頻尿で尿量が少なく、膀胱と腰が重だるくなります。大学病院では「腎盂炎《じんうえん》」と診断され、腎臓が腫れているといわれました。

この女性は膀胱炎を繰り返し、その菌が腎《じん》まで上行して、腎盂炎《じんうえん》を起こしてしまい、腎臓に負担をかけ、腎《じん》を温める力が低下してしまったようです。

そこで、まずは腎臓の温める力を回復させ、水分代謝を改善する「真武湯《しんぶとう》」のほか、脾《ひ》に「氣《き》」を与えて、腎《じん》に「氣《き》」を送るために、「補中益気湯《ほちゅうえっきとう》」を併せて服用してもらいました。一週間もすると、膀胱の症状も改善され、元氣になりました。

ただし、夜間尿が一、二回あり、腎臓はまだ腫れているというので、腎臓の「氣《き》」を補い、働きを回復する「金匱腎気丸《きんきじんきがん》」と、水分代謝を改善する「当帰芍薬散《とうきしゃくやくさん》」を服用してもらいました。三カ月後、腎臓の腫れも無くなり、現在は膀胱炎の予防のために、回数を減らして服用しています。

前立腺肥大

六十五歳の男性は、二〇〇六年に前立腺のＰＳＡが五・六でした。翌年には五・八になり、細胞診をしたところ、癌ではないとのことでした。しかし、五十六歳で直腸癌を患い、六㎝切除しています。このままＰＳＡが高いと、前立腺癌になる可能性もあるといわれています。

症状を詳しく聞くと、夜間尿は一、二回で、最近手足が冷えるようになったそうです。ビールや冷酒を飲むと、トイレに四回起きることもあるといいます。尿の切れが悪くなり、尿量が少ない時は、何度も行くようになりました。お茶を飲むと、すぐトイレに行きたくなり、ひどい時には間に合わず少し漏らしてしまいます。この症状が一番苦痛であるといいます。

六十代前半から男性ホルモンの低下が始まり、下半身のしまりが無くなります。漢方では、腎《じん》の「氣《き》」が不足し、腎《じん》を温める力が徐々に低下すると、症状が出始めると考えます。同時に精力減退も起きます。

そこで、腎《じん》を温め、水分代謝を促し、身体全体の「氣《き》」を増し、腎《じん》にも「氣《き》」を送る「玄《げん》武医王湯《ぶいおうとう》」と、さらに身体全体の「瘀血《おけつ》」を取り去る「血府逐瘀湯《けっぷちくおとう》」を服用してもらいました。四カ月後には、尿についての不安が減り、ＰＳＡが四・八に下がり始めたと喜んでいました。

第七章

痛風発作とその予防

六十八歳の男性は、四十代から尿酸値が八・〇と高い数値でしたが、医師の努力によって五・二まで下がりました。尿酸値は低くなったのにもかかわらず、年に一度は痛風発作で、痛みに苦しんでいました。二年前から頻繁になり、二カ月に一度のペースで発作が襲ってきます。最近では、右足の内くるぶしを中心に、アキレス腱の内側、親指の付け根まで全体的に赤く腫れて、いつも重苦しく、熱を持って、歩くと角度によってズキッと痛みます。患部に負担を与えないように座っていても、突然、気が遠退くような痛みが襲ってきます。歯の痛みを一とすると、三十倍位の痛みであると話していました。

そこで、患部の熱を取り去る清熱剤の「黄柏《おうばく》」と、患部の水をひかせるために「蒼朮《そうじゅつ》」とを合わせて一週間分処方すると、次の来店時にはすっかり腫れと熱感は消えていました。また、尿酸値を形式的に下げるのではなく、発作を起こさないために、「瘀血《おけつ》」と熱を取り去り、自然界の「湿邪《しつじゃ》」や「風邪《ふうじゃ》」などの影響を受けにくくする「疎経活血湯《そけいかっけつとう》」に、「蒼朮《そうじゅつ》」と「黄柏《おうばく》」を加えて服用してもらいました。それから一年間、足は腫れることも、発作もなく、定年後の山歩きを楽しんでいます。

男性の不妊症

不妊症の相談では、女性は検査に真面目に通う反面、男性は一度も検査を受けず、協力的でない様子が見受けられます。女性に尻を叩かれ、渋々来店するケースもあります。

中医学でいう不妊とは、男性の生殖機能が低下、または喪失することにより、夫婦で二年以上同居し、避妊の処置をとらないにもかかわらず子供に恵まれないこととされています。

三十七歳の男性は、結婚から五年が経ちますが、子供がなかなかできません。検査では精子数、運動率が正常範囲よりわずかに少ないといわれたそうです。奥様は三十一歳で、多少の生理痛はありますが、婦人科検診や基礎体温などでは異常はありません。ご主人は営業で外を歩き回ることが多く、午後になると足が重くなります。すぐ座りたくなり、手足のほてりもあります。腎《じん》の「陰分《いんぶん》」の不足です。これを補うには「左帰飲《さきいん》」が有効です。

また、問診中にじっとしていられず、言葉もどこかとげとげしく怒りやすく、目が充血しやすい。おまけに体臭があり、尿は黄色味があるという。これには肝《かん》の流れを改善し、ストレスを除き、「熱《ねつ》」と「湿《しつ》」を取り去る「竜胆瀉肝湯《りゅうたんしゃかんとう》」も服用してもらいました。その後六十日ほどで、奥様から懐妊のお知らせと、ご主人の人柄も温和になったという報告を受けました。

男性の更年期障害

六十一歳になる男性は定年退職し、何となく元氣がなく、何か言うとすぐに怒るようになったそうです。何か良い薬はありますか、と奥様が相談に来ました。

年齢を重ねると、男性ホルモンであるテストステロンの分泌が緩やかに低下し、六十代になると若い時に比べて約半分になります。テストステロンの低下に加えて、社会的要因や心因的要因が加わると、「男性更年期障害」が起こりやすくなります。具体的には、発汗、ほてり、動悸、肩こりといった身体症状、また性欲の低下や勃起障害など性機能に関連する症状です。そのほかに、集中力低下、無気力でやる気を失う、仕事の疲れを感じる、めまい、吐き気などが発症してきます。不安を感じ、苛立つことが多くなったなど、症状は多岐に渡ります。

最近は、テストステロンの低下を直接改善する生薬「羊乳参《ようにゅうじん》」や、タイのメコン川流域で育つ熱帯植物の「ソフォン」などが知られています。これらは、味は悪いですが、煎じるものでなく、飲みやすい顆粒状となって発売されています。「羊乳参《ようにゅうじん》」は通称「ツルニンジン」と呼ばれ、韓流ドラマで有名なチャングムが使用していたのは記憶に新しいでしょう。基本的には腎《じん》に活力を与える「海馬補腎丸《かいまほじんがん》」や「鹿茸《ろくじょう》」と併用すると、より効果を発揮します。

腎を養生してアンチエイジング

『黄帝内経《こうていないけい》』の「素問・上古天真論《じょうこてんしんろん》」では、女性の一生は七年、男の一生は八年の周期で変化すると記され、女性の身体のピークは二十八歳、男性の身体のピークは三十二歳とされています。

女の一生は七年周期

七歳：腎氣が盛んになり、歯が生え替わり、髪が伸びる。
十四歳：性ホルモンが充実して、任脈が通り、太衝脈が盛んになり、月経が定期的に来て、子供を産めるようになる。
二十一歳：腎氣がくまなく充実し、親知らずが生え、歯が生えそろう。
二十八歳：筋骨が丈夫になり、髪が増え、身體のピークを迎える。
三十五歳：陽明脈が衰えて、顔がやつれ始め、髪が抜け始める。
四十二歳：上半身の三陽の脈が衰えて、顔がやつれ、白髪が出始める。
四十九歳：任脈が虚し、太衝脈が衰えて、性ホルモンが尽きて閉経して、体形も崩れて子供を産めなくなる。

男の一生は八年周期

八歳：腎氣が充実して、髪が伸びて歯が生え替わる。
十六歳：腎氣が盛んになって、性ホルモンが充実して射精するようになり、子供を為すことができる。
二十四歳：腎氣がくまなく充実して、筋骨がたくましくなり、親知らずが生え、すべての歯が生えそろう。
三十二歳：筋骨が充実し、筋肉も満ちて壮健となる。
四十歳：腎氣が衰えて、髪は抜け、歯も悪くなり始める。
四十八歳：上半身の陽氣が衰え始めて、顔がやつれ、白髪が混じり始める。
五十六歳：肝氣が衰えて、筋肉が思い通りに動かなくなり、性ホルモンが尽き、精が少なくなり、腎臓が衰えて、身体の動きも悪くなる。
六十四歳：歯も髪も抜け去る。

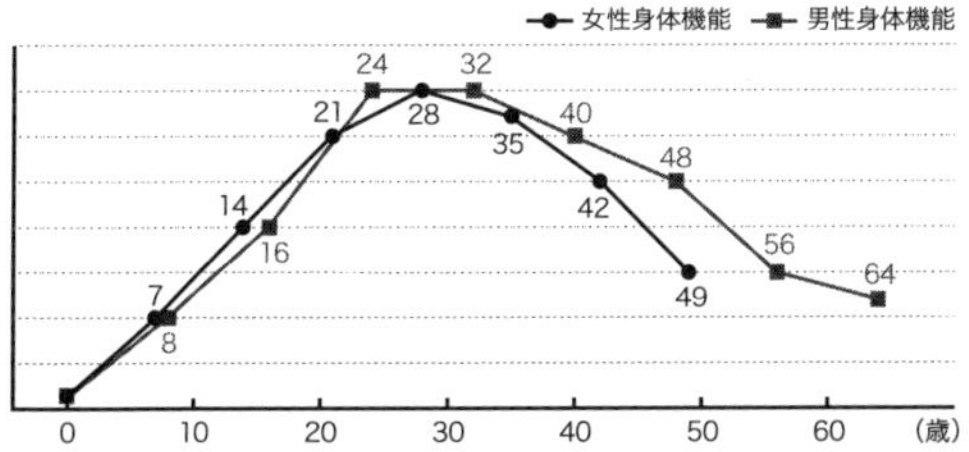

腎は、成長や発育、生殖にかかわるエネルギー「精氣」を貯蔵しています。精氣は、両親から受け継いだ「先天の精」と、食事によって生成される「後天の精」に分けられます。「先天の精」は生まれながらに授かった量が限られていますから、無駄に使わないように養生することが大切です。

これら「精氣」が不足すると、歯が抜ける、白髪や脱毛、聴力の低下、足腰の衰えなどの老化現象が現れてきます。つまり、腎を養生することがアンチエイジングにつながり、いつまでも元氣で若々しく美しさを保つ秘訣となります。山芋やクルミ、大豆など精をつける飲食物をはじめ、良質な睡眠を適度にとり、房事過多にならぬよう、ほどほどの性生活を送り、体力や精氣の消耗を防ぐことが大切です。

第八章

女性に多い症状

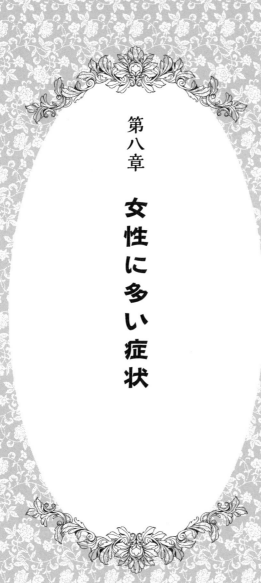

むくみ

五十七歳の女性は、若い頃から冷え症で、むくみやすい体質でした。二年前から手足の力が抜けるようになり、そのうち顔までむくむようになりました。病院に行くと、「腎機能が低下しており、このままでいくと将来は透析をしなくてはいけなくなるかもしれない」といわれたそうです。また、「血圧も高いので塩分を控えめにして下さい」といわれたそうです。

医師からの薬を服用するものの、朝から顔と手と足がパンパンで、起きてから二時間くらいすると多少楽になります。しかし、午後三時頃になると朝よりむくみはひどくなり、靴がさらにきつくなるといいます。

そこで、脾《ひ》を健やかにし、水分代謝を促す「補気建中湯《ほきけんちゅうとう》」と、腎《じん》の「氣《き》」を益《ま》す「金匱腎気丸《きんきじんきがん》」を服用してもらうと、二年間悩んでいたむくみが十日で消えたと報告がありました。身体も軽くなり、元氣が出てきたと服用を続けています。

体質別にみる冷え症

ひと口に冷え症といっても、冷える部位はさまざまで、顔、腹、腰、手足、背筋などに症状が多くみられます。人体の正常な生理活動には、身体を温める力と冷やす力があり、言い換えると、エネルギーを燃やす力と沈降する力が同時に存在します。これが中国古来の哲学思想の一つである『陰陽説《いんようせつ》』です。冷え症の人は、いずれかの臓腑《ぞうふ》で「陽《よう》」の不足が起きている場合が多く、自然界の気候風土の影響も受けやすいのです。

腰から下が冷えて重だるさや、時に痛みを伴い、夜間排尿のある人は、腎《じん》を温める力が不足のためで「加味腎気丸《かみじんきがん》」が良いでしょう。

同様に、腰から下が冷えて重だるく、さらに手足や背筋などが冷え、尿量は減少するとともに、むくみがある人は、腎《じん》を温め、水液の代謝をさらに強化した「真武湯《しんぶとう》」を服用すると良いでしょう。この処方は、その薬理作用から「陰陽利水湯《いんようりすいとう》」という別名を持っています。

また、湿度と寒冷が重なって「病邪《びょうじゃ》」となり、腰から下の血行不良を発生させ、重だるさを伴う冷痛、冷感のみならず、頻尿を伴う人には「苓姜朮甘湯《りょうきょうじゅつかんとう》」が良いでしょう。

手足が冷え、寒がりで、食が細く、冷たい食べ物や飲み物ですぐ下痢をしてしまう人は、胃腸を含めたすい臓周辺の臓腑を温め、胃腸の蠕動《ぜんどう》運動を正常にして、エネルギーの代謝を亢進《こうしん》し、末梢《まっしょう》の循環不全を改善する「理中湯《りちゅうとう》」を服用します。

日頃から寒がりで、身体が弱く、貧血傾向にある人の手足の冷えには「四逆湯《しぎゃくとう》」が良いでしょう。また、こんな人がしもやけになった時には「当帰四逆加呉茱萸姜湯《とうきしぎゃくかごしゅゆしょうきょうとう》」が最適です。

見た目は色白でポッチャリとしていて、冷えや疲れを訴え、小便が頻数《ひんさく》で量は少なく、顔面や手足がむくみやすい。精神的に気が弱く神経質な人には、肝《かん》の血液不足を補い、水分代謝を促す「当帰芍薬散《とうきしゃくやくさん》」を使用します。

同じように神経質で肩こり、頭重、のぼせ、特にイライラすると手足の冷えがひどくなる人には「四逆散《しぎゃくさん》」が適します。

病的な冷え症は月経痛、生理不順、不妊症などの婦人病を引き起こします。また、排尿異常や腰痛を悪化させ、ひいては膀胱炎や感冒にかかりやすい体質になってしまいます。

ストレスによる冷え症

五十五歳の女性は三年前の冬から、手足の冷えが気になるようになりました。婦人科には、もともと筋腫と子宮脱だといわれており、内科では肝臓に血管腫があるともいわれたそうです。しかし、結果的に血管腫は見つかりませんでした。

病院ではごく当たり前の冷え症の処方である「当帰四逆加呉茱萸生姜湯《とうきしぎゃくかごしゅゆしょうきょうとう》」や「当帰芍薬散《とうきしゃくやくさん》」を服用していましたが、夏でも冬でも、四季に関係なく冷えるといいます。そこで、「理中湯《りちゅうとう》」を服用してもらうと、冷える時間がだいぶ短くなってきたといいます。しかし、まだ夕食後に足首が冷えるというので、「何か特別なストレスが無いか」と聞くと、実は三年前から大学生の息子が精神科にかかるようになったというストレスがあったそうです。

この女性はストレスが原因で、身体を温める力、つまり「陽氣《ようき》」が体内に停滞してしまい、手足に「氣《き》」がめぐることができなくなったのです。冷えの症状を改善する「四逆散《しぎゃくさん》」を服用してもらうと、二週間で温まるようになったと報告がありました。

貧血

「血《けつ》」は人体構成と生命活動維持の基本物質の一つです。「血《けつ》」の足りている人は顔色が良く、筋肉が充実し、皮膚と毛髪にも潤いと艶があり、視力も良く、肢体の関節活動も敏活なものです。また、「血《けつ》」は人体の精神活動の主な基礎物質です。「血《けつ》」が足りていると精神は充実し、意思もはっきりし、感覚も非常に鋭く、よく動くことができます。貧血が起きると顔面が蒼《そう》白になり、冷汗が出て、悪心・嘔吐をもよおします。または、目の前が真白になり、身体全体の力が抜け、意識がなくなります。

二十四歳の女性は就職して四年、睡眠不足と過労が続き、電車の中でたびたび貧血を起こすようになりました。病院へ行くと赤血球が少なく、鉄剤を処方されましたが、服用すると胃腸障害が出るので漢方薬で治したいとのこと。顔色がすぐれず、皮膚がカサカサし、痩せていて、午前中は比較的元氣ですが、夕方になると気力がなくなり、手足がだるく、目がしょぼついてきます。

そこで、「氣《き》」を補う「四君子湯《しくんしとう》」に、「血《けつ》」を補う「四物湯《しもつとう》」を合わせ、さらに「肉桂《にっけい》」と「黄耆《おうぎ》」を加えた「十全大補湯《じゅうぜんだいほとう》」を服用してもらいました。一カ月でみるみる元氣がわき、一年間の服用で赤血球も増加し、今では疲れた時に服用すると、元氣になると喜んでいます。

再生不良性貧血

三十六歳になる事務職の女性は、二年くらい前に貧血だといわれましたが、健診だけを受けていました。検査をする度に、赤血球と血小板の数がどんどん低下していきました。ある年の十二月、激しい倦怠感に襲われ、起きているだけで息苦しく、少し動くと動悸がするようになりました。手と顔に血の気は無く、真白になり、もともと持っていたアトピー性皮膚炎は薬をつけてもひどくなるばかりです。思い切って紹介状を書いてもらい、大学病院に行くことになったとのことです。

「再生不良性貧血」には軽症、中等症、重症とあり、この女性は重症と診断されました。最悪の場合は骨髄移植、良くても免疫抑制剤による治療は免れないといわれました。

早速、「氣《き》」と「血《けつ》」を補う「八珍湯《はっちんとう》」を服用してもらいました。一カ月経過し、数値が安定したといわれましたが、検査入院をしなくてはいけないということです。三カ月後には少し数値が良くなり出し、ドクターから漢方薬だけは絶対にやめるなといわれました。

やっとベッドが空いて検査入院が決まり、二週間入院しました。入院中、重症から中等症になったため、骨髄移植や免疫抑制剤による治療、または輸血はしなくても良いといわれ、胸をなで下ろしました。現在は、軽症まで数値が改善し、皮膚の具合も良くなり、漢方薬だけで治療中です。

生理痛

二十七歳の女性は、中学校一年生の初潮から生理痛がひどく、特に二日目は冷汗が出て、子宮がつままれるように痛みます。血の塊が出るほか、眠気と腰周辺の悪寒もあり、五～十分間隔で襲ってくる痛みに、エビ状になりながら、のた打ち回るといいます。

生理前には、イライラも激しく、唇の乾燥感もひどくなり、便秘やむくみに苦しみます。また、胃と乳房の横が張って痛くなり、腰から下に力が入らなくなります。生理中は下痢気味になり、排卵日近くになると、茶色のおりものがあり、生理後は身体全体の黄色味が強くなり、頭がボーッとし、病み上がりのようです。生理は二十八～三十五日の周期で来て、出血は六～九日で終わります。

そこでホルモンバランスを調整する能力をつけるために、子宮内の古血《ふるち》を取り去り、「血《けつ》」を補う「折衝飲《せっしょういん》」に、子宮を温める「呉茱萸《ごしゅゆ》」と「生姜《しょうきょう》」を加え、服用してもらいました。一カ月ずつ痛みが和らぎ、一年半服用する頃には、「十五年間続いた痛みは嘘のようです」と喜んでいます。

月経不順

月経周期は一般に二十八日間隔が正常です。この期間が短縮したり、延長したりして不規則で二カ月に一回あったと思ったら、次には一カ月に二度もあったという人も少なくありません。若い人にも多く見られますが、三十代後半から四十代前半にかけて、「私はもう更年期が始まったのかしら」と心配する人も多いようです。月経不順には、このような人のほかに、周期が毎月早くなっていく人、あるいは遅くなっていく人、無月経とあります。

月経量が多かったり、少なかったりし、月経前あるいは月経初期に乳房や下腹部が張って痛み、ため息、ゲップが出る。このような人は、肝臓の「氣《き》」と「血《けつ》」の流れを良くしていく「逍遥散《しょうようさん》」を服用します。さらに、普段より足腰が弱くすぐに疲れたり、痛んだりする症状もお持ちの人は、「六味丸《ろくみがん》」や「金匱腎気丸《きんきじんきがん》」「至宝三鞭丸《しほうさんべんがん》」などの補腎薬《ほじんやく》を併用すると良いでしょう。

月経量が少なくて色が淡く、頭のふらつき、動悸、倦怠、無力感がある人は、消化吸収を高め、心《しん》を養い、「血《けつ》」の働きを補う「帰脾湯《きひとう》」を服用すると良いでしょう。

生理が止まらない

婦人科系の治療には時間がかかることが多く、この女性も長いお付き合いになっています。二十歳の女性が初めて来店した時、風が吹くとどこかに飛ばされそうな感じでした。顔色は青白く、痩せていて、いかにも体力がない。唇は乾燥し、髪の毛が薄く艶がなく、明らかに血色不良を起こしています。学校の健診でも「胃下垂」といわれていて、食が細く、好き嫌いも多い。十六歳の頃から急性胃腸炎を繰り返していたといいます。また、小さい頃から口内炎や舌炎をよく起こし、便通は毎日あるが柔らかめで、冷たいものを飲食するとすぐ下痢をしてしまいます。低血圧で冷え症、夜はなかなか眠れません。

相談の内容は、初潮以来、生理が止まらないということでした。一カ月間に二十日間くらい出血していて、五日間休んではまた出血を起こすといいます。生理痛も激しく、悪心・嘔吐、下腹部痛があり、下痢を伴います。冷汗が出ると悪寒を感じ、食欲もなくなります。

生理は卵胞ホルモンと、黄体ホルモンとの微妙なバランスにより、排卵と月経を起こしていきます。このような場合、生理そのものをみても無意味な場合が多く、身体全体を強くすることが大切です。子宮の発育不全を改善して子宮の環境を良くし、ホルモンの微妙なバランスを調整できる能力をつけなくては、本当の治療とはいえません。

この女性には、まず脾《ひ》を健やかにし、全身の栄養不足を補う「補中益気湯《ほちゅうえっきとう》」と、下腹部を温めて子宮の環境を改善する「理中湯《りちゅうとう》」を併せて服用してもらいました。三カ月も経つと、顔色に赤味がさし、食事がおいしく、量も食べられるようになりました。口内炎・舌炎もほとんどなくなったとのことです。一カ月で二十日間続いていた生理の出血は、五日間くらいに減ってきました。そして、五日で次の生理が始まっていたのが、十日間に延びました。体重も少し増え、まず第一段階の子宮発育不全の改善は成功したといってよいでしょう。都合六カ月この薬を継続後、ホルモンの微妙なバランスを調整する「芎帰調血飲第一加減《きゅうきちょうけついんだいいちかげん》」に転方しました。すると生理は見事に二十五日周期にまで延びました。

その後一年が経過しましたが、何か身体に悪い条件が加わると、生理は短縮されてしまう傾向にあります。そこで寝不足や疲れた時には「補中益気湯《ほちゅうえっきとう》」、冷えた時には「理中湯《りちゅうとう》」、風邪をひいた時にはその場に応じた風邪漢方薬を調合し、生理に影響しないように努めています。生理の微妙なホルモンを調整する能力をつけるにはまだ時間を要しますが、本人はこれで晴れてお嫁に行けると大変喜んでいます。

月経不順と不妊

最近の日本の統計によると、夫婦の一割以上が不妊症に悩んでいるといわれ、夫婦どちらに原因があるかという男女の比率は一対一といわれています。もちろん、男女双方に原因があることも少なくありませんが、生理不順を治療していくことによって無事に懐妊することは多々あります。

二十歳まで普通にあった生理が、三年間のハードな仕事と寝不足、飲食の不摂生によって、毎月の出血の量が少なくなってしまったという女性。そして、とうとう二十三歳の時に生理が止まってしまったといいます。二十五歳で生理は戻りましたが、不規則で、十五～五十日の間でいつ来るか分からない状態です。二十六歳で結婚、二十八歳の現在まで子供が授かりません。生理痛がひどく、一、二日目は鎮痛剤が効かないことがほとんどだそうです。下腹部痛は間欠的で真ん中が刺されるようで、両側部は突っ張ったように痛い。生理の時は普段と違い、下痢をしてしまう。エビのように腹部を抱え込んだり、温めると痛みは少し楽になります。

この人には、脾《ひ》を健やかにし、下腹部を温める「理中湯《りちゅうとう》」を、また、子供ができないという姑に対するストレスも相当あったので、それを取り除くために「逍遥散《しょうようさん》」を併せて服用してもらいました。一年半後、めでたく男の子を出産しました。

元氣でご懐妊

三十一歳の女性はある年の十月に出産しましたが、子供は腎臓ができていないため、残念ながら名も付けられないまま息を引き取ったそうです。その子の一周忌に、急に足の裏に汗をかき始め、同時に息苦しくなり、動悸と不安感が現われました。夜も眠れなくなったため、病院に行くと「過呼吸症候群」と診断されました。安定剤を飲み始めて半年が経ちますが、薬を早くやめて、近い将来には子供をつくりたいと、相談に来ました。

病院の薬を直ちに中止してもらい、まず過呼吸症の改善を考えました。この過呼吸は、最初の子供を失ったショックと、「子供ができても、また失うのではないか」という不安感が原因です。脾《ひ》を健やかにし、心《しん》を養い、精神の安定をはかる「加味帰脾湯《かみきひとう》」を服用し、一カ月もすると、動悸が無くなり、よく眠れるようになったそうです。三カ月後には、息苦しさもほとんど改善し、その三カ月後に妊娠しましたが、すぐ流産してしまいました。

しかし、今回は精神的ショックは無く、半年間の禁欲を指示しました。さらに脾《ひ》を健やかにし、「氣《き》」を補う「補中益気湯《ほっちゅうえっきとう》」を加え、流産防止の身体づくりをすると、めでたく再び妊娠しました。妊娠七カ月になり、「当帰散《とうきさん》」を服用し、胎児は元氣で腎臓もできています。

更年期障害

更年期障害の人は、突然カーッとのぼせて身体が熱くなり、汗が吹き出るという症状を最も多く訴えます。今回はこの症状を治療する代表的な二つの漢方薬をご紹介します。

イライラして抑鬱《よくうつ》があり、怒りっぽく、せっかちで、すぐにのぼせて顔や目が赤くなる。胸やワキ、胃部、下腹部が張る、月経前には乳房の脇が張って痛む。やがて気分がすっきりして張りが軽減する。さらに、一日のうち幾度となく上半身が熱くなって汗が出て、しばらくすると寒くなるという症状を反復する。しかも、精神的な要因でこの症状が起きてくるものには、肝《かん》の熱を冷まし、肝《かん》の「氣《き》」の通調を促す「加味逍遥散《かみしょうようさん》」を用います。

精神不安、動悸、フラフラ感を伴う。頬の部分が疲れてくると赤くなるか、しみになっている。または顔が赤い。不眠があり、夢が多く寝汗をかく。低い音の耳鳴りがある。腰から下がだるく、椅子を見ると座りたくなるものには、心《しん》と腎《じん》のバランスを調整する「天王補心丹《てんのうほしんたん》」を用います。

いずれにしても、更年期障害の場合は、多種多様の症状を伴い、長期服用を必要とするので、専門家に相談しましょう。

子宮頸癌

三十八歳の女性は生理が二十二日周期になることもあり、子宮頸癌《けいがん》の検査を受けたそうです。その結果、子宮頸癌は軽度であり、また初期のため経過観察をしていくといわれました。

以前から頭重があり、頭がすっきりせず、イライラと落ち込みや不安感、夜には眠れず動悸がします。フワフワ感はいつもあり、同じ年に突然、回転性のめまいになりました。手足がむくみ、身体がだるく、急に太り始めました。

漢方には「血の道症《ちのみちしょう》」というものがあり、思春期、妊娠時、産褥《さんじょく》時、更年期などに現われる頭痛、熱感、のぼせ、冷え、肩こり、耳鳴り、めまい、動悸、疲労感、不安感、不眠などの症状を伴うものを指します。

この女性の場合は、精神的ストレスの蓄積があり、「氣《き》」の停滞が長期間続き、「血《けつ》」も停滞し、「瘀血《おけつ》」を形成しています。「氣《き》」と「血《けつ》」の不足、「氣《き》」の滞り、「血《けつ》」の停滞が重なり合い、さまざまな症状が現われています。そのため、「血の道症《ちのみちしょう》」の処方「芎帰調血飲第一加減《きゅうきちょうけついんだいいちかげん》」を半年間服用してもらいました。その結果、顔色が一変して疲れもなくなり、精神的にも安定して、子宮頸癌も消えていたと報告を受けました。

第九章

心とストレスにまつわる症状

ストレスによる病

転職して一年半になる三十二歳の女性は半年前から、歩くと、上半身に重心が残っている感じで、そのまま地面に胴体がつきそうになります。右側の背中全体に何か詰まっていて、空気が入っているようでもあり、スースー冷たい感じがするといいます。右肩が張って痛み、そこにも空気が入っているような気がします。その頃から寝付きが悪くなり、疲れているにもかかわらず、布団に入っても三時間くらい眠れないと相談に来ました。

もともとストレスを処理できず、自分の中に溜め込んでしまうタイプだそうです。手足が冷え、軽度ですがイライラ感があり、それを発散できません。さらに不眠症があり、睡眠時間は実質二時間程度です。

ストレスの多くは、肝《かん》と心《しん》に症状を出してきます。肝《かん》において「氣《き》」が滞ると、張った痛みを起こします。身体のあらゆるところで起きる可能性があり、部位も移動します。そして「陽氣《ようき》」が『内に鬱《うつ》して』、冷えを感じるようになります。また、『肝《かん》は血《けつ》を蔵す』とあり、肝《かん》の「氣《き》」が滞ると「血《けつ》」の運行が悪くなり、ふらつきに似た症状が現われます。

そこで、肝《かん》の「氣《き》」を疎通し、「陽氣《ようき》」を通ずる「四逆散《しぎゃくさん》」を服用してもらいました。二週間で眠れるようになり、症状も全体的に軽く、元氣になってきたと報告を受けました。一カ月すると、症状は三分の一に軽減し、三カ月で消失しました。

隠れストレス

以前、出産後にパニック障害を起こし、怖くて電車にも乗れなかったという五十代の女性。当薬局の漢方薬を服用し、動悸や胸の圧迫感は改善され、電車にも乗れるようになりました。その後、胃腸の症状だけが残り、十七年が過ぎたといいます。我慢していると症状は消失するので、そのまま過ごしていましたが、子育てに一息ついたので、再び相談に来ました。

症状は、いつとはなく胃から下腹部にかけて張って苦しくなり、チクチクと痛くなる。痛むところは一定せず、あちこちに飛ぶ。ガスが溜まりやすく、出すと楽になる。冷たいものをとると症状が出てくるなどです。そのほかに、子宮筋腫があり、よく下痢をする。冷え症で貧血、めまいもよく起こす。本人にストレスの有無を聞くと、特に無いといいます。話していても、ゆったりとした感じです。この春、子犬を飼い、なぜか緊張しているといいます。

そこで胃の冷えを考えて、「安中散《あんちゅうさん》」を服用してもらいましたが、症状は軽くなるものの、消えませんでした。ストレスが原因ですが、表面的にイライラした様子は認められません。「隠れストレス」を想定し、肝《かん》の「氣《き》」の停滞を改善し、「血《けつ》」を補う「加味逍遙散《かみしょうようさん》」を服用してもらいました。すると、症状が消え、身体が快調だと報告を受けました。

憂鬱《ゆううつ》感

芽吹きの季節である春は、今まで寒さで縮こまっていた身体や心が、伸びやかになってくる季節です。また、希望に満ち、新しいことに取り組み始めるのもこの季節です。

一方で、情緒不安定や気分の落ち込み、イライラ感、何事に対してもやる気が起きないなどの症状に陥ることがあります。これらに加えて胃腸では、食欲減退や吐き気、胃の痛み、下痢、軟便や便秘、または下痢と便秘を繰り返す、腹部膨満感などが現われます。頭部では、めまい、身体のふらつき、のぼせ、頭重感や頭痛など。全身症状では、不眠や動悸など、複数の訴えが多くなります。

このような時、その場しのぎで頭痛薬や胃腸薬、あるいは鎮静剤を服用しても、一時的には軽減しますが、根本的な解決にはなりません。よく「病は気から」といわれますが、これは、病気は気の持ち方次第で良くも悪くもなるという意味ではなく、本来は臓腑《ぞうふ》での「氣《き》」の不足や滞りが「血《けつ》」や「水《すい》」に影響を及ぼし、やがて重大な病を引き起こすという意味です。

漢方薬には、古代から「氣《き》」に起因する病の治療法があり、気分の憂鬱《ゆううつ》、閉塞《へいそく》感、落ち込みには「氣《き》」の滞りをなくす代表的な処方として、「四七湯《ししちとう》」が多く用いられていました。約二千年前に書かれた『金匱要略《きんきようりゃく》』に記載されています。

受験のストレス

受験勉強もいよいよ追い込みの時期になり、来年、娘さんが大学受験を迎えるお母さんから相談を受けました。娘さんはやる気はあるのですが、体力が無く、風邪をひきやすく集中力がないとのことでした。子供が一〇〇％の実力を発揮できないことは、親にとってはつらいものがあります。しかし、体力も能力の一つです。まず体力をつけ、抵抗力を向上させ、風邪をひかない身体づくりには、「大蒜製剤《たいさんせいざい》」が良いでしょう。一日の疲れを取り、元氣になります。

次に集中力を高め、記憶力を向上させるには「刺五加《しごか》」を服用します。これは現在、「五《ご》加皮《かひ》」「えぞうこぎ」「シベリア人参」とも呼ばれ、旧ソ連が宇宙飛行士の重力に対するストレスを回避するために使った生薬です。日頃の勉強がよく身に付いていくでしょう。

神経質で緊張型の人には、「氣《き》」のめぐりを改善し、余分な水分を取り去る「半夏厚朴湯《はんげこうぼくとう》」が適します。気分をほぐし、あわてることなく着実に、勉強もはかどることでしょう。

本番でドキドキするあがり症の人は、心を落ち着かせて能力の一〇〇％を発揮できる「牛《ご》黄清心丸《おうせいしんがん》」を普段から服用します。高ぶりを押さえ、頭がすっきりします。

過呼吸症候群

三十五歳の女性は、二十八歳の頃から私生活でいろいろなストレスを抱えていました。五年前から食べられなくなり、五kgも痩せてしまいました。不安・焦燥、そしてイライラが同居していて、何かにつけて人に当たってしまいます。二年前の夏、突然息ができなくなり、救急車で病院に行くと「過呼吸症候群」といわれました。それから毎月のように動悸がして困っているそうです。

話を聞いていると、焦燥感が強く、一向に話がまとまりません。最近三カ月で職場を二度解雇され、次の職を探しているといいます。解雇の原因は突然上司が激怒し、明日から来なくていいといわれたそうです。

肝《かん》の生理的特徴は、『条達《じょうたつ》をこのみ、昇をつかさどり、動をつかさどる』とあります。「条《じょう》達《たつ》」とは、木の枝のように四方に伸び通じとあり、伸びやかな様をいいます。

彼女は二十八歳まで伸びやかに生きてきたに違いありません。長年のストレスにより、肝《かん》の「氣《き》」が滞り、「条達《じょうたつ》の氣」を失ってしまいました。この女性には、「加味逍遥散《かみしょうようさん》」を服用してもらいました。食欲も出て、イライラが消え、もちろん過呼吸も出ていません。あとは職場でもうまく立ち回ってもらいたいと祈っています。

不安

七十五歳の未亡人は、二〇一一年三月の東日本大震災以来、最高血圧が一八〇に上がり、動悸がして夜に眠れなくなってしまいました。血圧の薬と安定剤を医師から処方されており、安定剤を増やすことが不安で来店しました。

震災が起きたのは、ご主人を亡くして三年になり、やっと悲しみが癒えてきた頃であったといいます。どうしようもない不安感や焦りを感じて、睡眠導入剤を服用しても二、三時間しか眠れず、悪夢を見ては覚醒してしまいます。平静を装っているものの、落ち着きがありませんでした。

中国の古典には『心《しん》は神《しん》を蔵す』とあり、心《しん》が神《しん》を通じて、意識と思惟活動を受け持つとしています。そこで、心神《しんしん》の安定をはかる「柴胡加竜骨牡蛎湯《さいこかりゅうこつぼれいとう》」を服用してもらいました。一週間もすると、最高血圧は一一〇台に戻り、動悸が消え、自分で何を考えているかが分かるようになったと報告がありました。

不眠

いつの時代でも多くの人を悩ませているのが不眠です。不眠とは正常な睡眠を得ることができないことで、寝つきが悪い、眠っても途中で目が覚めて再び寝つけない、眠りが浅い、全く眠れないなど、さまざまな病状があります。患者の訴えを聞くと、不安感、健忘、動悸、頭痛、頭重、疲労感などの症状を併せ持っています。

血色が悪く、精神的にも肉体的にも疲れていて、食事が美味しくなく、食べる量も少ない。めまい、健忘などを伴い、動悸がして眠れない。あるいは夢が多く、安眠ができない。長年の心配事やストレスで、いつの日からか物事をクヨクヨ考えるようになってしまう。

こんな人は脾《ひ》の働きを円滑にし、身体全体に栄養を行きわたらせ、心《しん》の血流を良くする「帰脾湯《きひとう》」を服用します。この症状にさらにイライラがあると、「柴胡《さいこ》」と「山梔子《さんしし》」を加えます。

反対にイライラが強く怒りやすい、目が充血しやすい、時に頭痛がして胸苦しい。食欲がなく、腹部が張って苦しい、ゲップやおならが多く、これらをすると楽になる。小便の色は濃くて便秘しがちな人は「加味逍遥散《かみしょうようさん》」を服用します。いずれにしても、不眠の治療は、ゆっくり焦らずに時間をかけて治していくことが大切です。

ペットロス症候群

十六年飼っていた柴犬が老衰のため、亡くなったという五十代前半の男性。ショックで急に落ち込むことはありませんでしたが、動作が緩慢になり、やる気が起きず、何をするにもおっくうで仕方がありません。また、食欲が無く、美味しく食べられませんが、同僚から飲みに誘われれば、断らずに楽しく過ごします。一人になっても、落ち込むわけでもなく、犬のことを悲しんでいるわけでもありません。しかし、頭がポカーンとしていて、考えがまとまらず、空虚感があるといいます。寝入りは今までと変わらずにすぐに眠れますが、睡眠が浅く、よく目を覚ますようになりました。念のため、病院で診断したところ、「軽い鬱」と病名が付いてしまいました。犬の死から約三カ月が経ちましたが、気分が持ち上がらないため、相談に来ました。

男性は几帳面で、業務を一つずつ確実にこなすタイプで、父親と二人暮らしです。趣味はありますが、没頭する方ではないそうです。そこで、「心氣《しんき》」と「脾氣《ひき》」を補い、健やかにする「帰脾湯《きひとう》」を服用してもらうと、「徐々に身体が変わるのが分かるので、一日一日が楽しい」といいます。三カ月後には、ほぼ前の状態に戻り、犬の死を客観視できるようになったといいます。一日三回から二回に減らしても、問題がなかったため、一回に減薬した後に廃薬しました。

昼夜逆転による鬱病

約三十年前の開店当初から、花粉症、風邪、腰痛などのさまざまな病気を、漢方薬で治療していた男性の話です。仕事の都合で西日本に行っていた二十代後半の時も漢方薬を郵送していました。三十代後半に鬱病を発症して約一年が経過した頃、再び相談に訪れました。

歩き方は鬱病特有で、手をダランと下げて、姿勢も前のめりです。薬局に入ってくるなり、「まさか鬱病に……」と思わず声をかけてしまうほど特徴的な歩き方をしていました。当時は朝に帰ってくるという昼夜逆転の生活で、さらに店長と仲が悪くなったことをきっかけに鬱病を発症し、精神科から出された十数種類の薬を服用していました。脈は速く、突然胸が締め付けられるほか、常に緊張感があり、イライラします。頭はボーッとして、考えがまとまらず、何もやる気が起きず、家から一歩も出る気がしません。便秘気味で、赤ら顔でのぼせているようです。

そこで、「三黄瀉心湯《さんおうしゃしんとう》」で便秘を治し、心胸部の煩熱《はんねつ》を取り去りました。すると、少しやる気が出てきて、パソコンに没頭するようになりましたが、夜型の生活は変わらないままです。そこで、昼夜逆転を改善するために「陰《いん》」を養い、安神《あんじん》の効がある「天王補心丹《てんのうほしんたん》」を服用してもらいました。しばらくすると、朝に起きられるようになり、鬱病も改善がみられました。

激務とプレッシャーによる鬱病

学生時代は明朗快活で、クラブ活動では主将を務めるなど、一見、鬱病とは無縁と思われる二十代前半の男性。大学卒業後は親元を離れ、大手金融会社に入社しました。三カ月経過した頃から、営業による激務と上司によるプレッシャーにより、自信喪失や落ち込み、不安感などに襲われるようになり、数カ月間で退職してしまいました。その後、対人恐怖症の症状が出てきて、人と話ができなくなったほか、当時のことを思い出すと、泣き叫んだり、癇癪を起こし、雨戸を締め切った部屋に閉じこもるようになったといいます。昼の二時ごろに起き出して活動を始め、朝の五時に床に就くという夜型の生活です。

そこで、心《しん》を養い、神《しん》を和らげる「甘麦大棗湯《かんばくだいそうとう》」を服用してもらうと、発作のような症状は和らぎました。また、昼夜逆転の生活リズムが改善され、親しい友人と会うことができるようになり、家族と外食に出られるようにもなりました。しかし、気分の落ち込みやイライラ、不眠は改善されていなかったため、「氣《き》」を鎮め、心《しん》と脾《ひ》を補う「加味帰脾湯《かみきひとう》」に切り替えたところ、落ち込みも減り、家の手伝いもできるようになり、食欲も出てきました。物の考え方、とらえ方を整えるために、肝《かん》のめぐりを良くする「抑肝散《よくかんさん》」に処方を変えたところ、自らの意志で就職サポートセンターに通い始めるなど、前向きさと行動力まで出てきました。

統合失調症

統合失調症で悩む二十三歳の男性は店内に入るなり、「ここに盗聴器は置いてないでしょうね」と小声で聞いてきました。就職活動で緊張が続き、そして毎日が反省の連続だったそうです。入社三カ月で緊張がますますひどくなり、退社に至りました。不安が強く、人のささやく声が自分の悪口に聞こえます。食欲もなくなり、食べてもおいしくありません。寒気と吐き気があり、強迫観念が常に付きまといます。電車での移動が怖く、他人の咳払いが聞こえてきた程度でも、緊張感は募るばかりです。夏は扇風機が回る音でイライラし、落ち着かなくなり、その反面さみしさも強くなってきます。

そこで脾《ひ》を健やかにし、心《しん》を養う「帰脾湯《きひとう》」に、「氣《き》」をめぐらし、緊張をほぐすために「厚朴《こうぼく》」と「蘇葉《そよう》」を加えて服用してもらいました。

三カ月後には、病院の薬は八種類から二種類にまで減り、現在は症状に合わせて調合を変えて服用中です。

認知症の予防は二十年前から

「認知症」は、脳内に不純なタンパク質が蓄積し、記憶を司る海馬が徐々に萎縮することで発症します。ショッキングなことに、こうした脳の変性は、二十年前から始まるという報告もあり、予防が何よりも大切です。

長い歴史をもち、自然界の草根木皮《そうこんぼくひ》を用いた漢方薬は、認知症の治療・予防にも効果的です。記憶障害に加えて、怒りっぽい人には「抑肝散加陳皮半夏《よくかんさんかちんぴはんげ》」、不安が強い人には「帰脾湯《きひとう》」「柏子養心丹《はくしようしんたん》」、恐怖感やイライラがある人には「柴胡加竜骨牡蛎湯《さいこかりゅうこつぼれいとう》」など、その人の証（体質）に合わせて適切な処方を行います。また、冷えやすく不眠や恐怖感がある人には「桂枝加竜《けいしかりゅう》骨牡蛎湯《こつぼれいとう》」、脳血管性認知症には「補陽環五湯《ほようかんごとう》」や「血府逐瘀湯《けっぷちくおとう》」が有効です。

しかし、服用すること自体を忘れてしまったり、被害妄想を伴う場合は、家族が服用を勧めても拒絶するなど、治療が困難になるケースも多いようです。まずは認知症にならないようバランスの良い食事や適度な運動、良質な睡眠を心掛けることが大切です。また、血流を良くする「田三七人参《でんさんしちにんじん》」や「大蒜製剤《たいさんせいざい》」「瓊玉膏《けいぎょくこう》」「ノビレチン高含有陳皮《ちんぴ》」で予防に努め、健康寿命を延ばしましょう。

第十章

皮膚の症状と美肌

アトピー性皮膚炎とステロイド外用薬

アトピー性皮膚炎は、さまざまなタイプがあり、複数の要因で悪化し、複雑に重なり合って起こる疾患です。

医師による治療では主にステロイド外用薬が用いられますが、リバウンド現象のような悪い印象が広められたため、嫌がる患者もおり、患者やその家族の悩みも深いものとなっています。アトピー性皮膚炎におけるステロイド外用薬の不信感は一九九〇年代から始まり、インターネットの普及によってさらに広まり、真偽の定かでない情報の氾濫が患者を混乱させ、出口の見えない迷路に連れていってしまっている状況です。

こうした状況下、健康食品業界の中にもアトピー性皮膚炎の患者を対象に商売を行う業者も増えています。中には西洋医学の医薬品の問題点をことさらに強調することで、人々の恐怖心を煽る業者もあります。また、喘息や膠原病などの炎症止めとして使われているステロイド内服薬の副作用を、ステロイド外用薬の副作用であるかのように喧伝している場合もあります。

アトピー性皮膚炎患者をターゲットにする業者は、西洋医学の害を説く一方で、自らが用意した食品や療法に関しては、効果の有無に関する疫学や統計学的な根拠がないままに、一例報告をし、机上の空論を重ね、さも効果が科学的に証明されたかのように印象付ける巧みな宣伝手法を用いています。人々にさまざまな食品を売りつけたり、あたかも治療法があるかのように独自の行為を行い、料金を得る業者（商人）が数多く存在します。

例えば、疑似科学的な説明がされた水なども販売されています。アトピービジネス業者の手法は、問題ある宗教団体の勧誘手口と非常によく似ており、またそのテクニックは周到です。こうしたインターネット販売、通信販売の業者は、しばしば法律の網を巧みにかいくぐり、行政もまだまだ規制しきれていないどころか、表示を今後さらに甘くし、病気のたぐいの表示が許される傾向にあります。

過去の事例を挙げるならば、化粧品販売会社ラバンナ（現イエス・オーケー、東京都新宿区）は、二〇〇八年にアトピー性皮膚炎患者にステロイド入りクリームを売った疑いで摘発されました。この事件では、ステロイドのランキングで最強のプロピオン酸クロベタゾールが入っているにもかかわらず、「ステロイドは一切含まない天然素材一〇〇％」「赤ちゃんにも使える」と偽証して売り込んでいました。

また、二〇一四年には、アトピー性皮膚炎などへの効能をうたう無許可の医薬品を販売したとして、薬事法違反の疑いでサプリメント販売会社ブライトライフ（横浜市中区）が摘発されています。警察の調べによると、同社はホームページで「アレルギーの元となる毒素を内臓から排出させる」と商品を宣伝し、ステロイド外用薬を危険視する自社商品愛用者の書き込みを複数掲載しています。二〇〇九年十一月から二〇一三年十一月にかけ、延べ約三七〇〇人に原価の三～一〇倍でサプリを販売し、計約二四〇〇万円を売り上げていました。これらの例は、氷山の一角であり、現在でも多数の逮捕例があり、これからもさらに増えることでしょう。

アトピー性皮膚炎を最も安価に治療し、苦痛を味わう時間も短縮する方法があります。

それは、漢方に理解があり、適切なステロイド療法と保湿剤を使用し、よく相談に乗ってくれる医師にかかり、アトピーのタイプに合わせて薬を調合してくれる漢方薬の専門家を探すことです。そして、皮膚の状態を改善していけば、ステロイドから徐々に離れていくことができるでしょう。

アトピー性皮膚炎

三歳の時にアトピーと診断され、小学生の時から蓄膿を患い、中学生からは喘息になったという四十二歳の男性。病院からはステロイド一〇〇gと、おでこに塗布するためにタクロリムス水和物五gが一カ月分処方されています。翌年五月に結婚式を控えているので、それまできれいにしてくれと来店したのが、暮れも押し詰まった十二月二十九日のことでした。

大学時代に不摂生な生活と寝不足、ストレスによって、アトピーが非常に悪化し、三十五歳からは少し軽減したといいます。しかし、顔は真っ赤で、首や手首、肘の裏にはかき壊した痕があり、結節し、苔癬《たいせん》化して皮膚は盛り上がり、白い粉をふいています。約四十年間、皮膚を掻いているので、身体全体の表皮は赤黒く乾燥し、皮膚のバリアー、つまり保護作用を完全に失い、ゴワゴワして硬くなっています。また落屑《らくせつ》し、横に線状の細かいしわがあり、汗をかくと悪化し、当然風呂に入ると痒くなります。また、ストレスがたまったり、春や秋などの季節の変わり目になると悪化する状態でした。問診をしている時も身体のどこかを掻いています。

そこで、表《ひょう》に入り込んだ風《ふう》を追い出して炎症を冷まし、湿《しつ》を取り去り、「血《けつ》」を養って乾燥した皮膚を潤す「消風散《しょうふうさん》」に、さらに熱を取り去る「黄連《おうれん》」と「黄柏《おうばく》」を加えて服用してもら

第十章

いました。三月には全体的に赤みが引き、ステロイドの軟膏を使用しなくなりました。五月の結婚式も無事に終え、「新郎がひどいアトピーであったと気付く人は誰一人いませんでした」と、新婦が喜んでお礼に来ました。

今では、アトピーの漢方薬に蓄膿の漢方薬を加え、さらに美肌の漢方薬「瓊玉膏《けいぎょくこう》」を服用しています。

小児のアトピー性皮膚炎

病変部に溶連菌が入り込むことでアトピー性皮膚炎が重症化してしまった、生まれた時からアトピーの幼稚園男児の事例です。来店したのは溶連菌感染を起こし、一週間入院し、やっと退院してきた三月初旬のことです。

頭と手首と足首は、包帯でグルグル巻きにされ、包帯を外すと頭からリンパ液が出ていて、髪がくっつき、とても櫛が通る状態ではありません。顔は真っ赤で、目も腫れとかさぶたで、開けることもできません。眼球も赤く、舌もイチゴ舌でした。耳も切れて真っ赤に腫れ上がり、そこもリンパ液が固まっていました。首も赤く、全体に腫れ上がっている状態です。背中と腹部、腕、そして腿と下肢には溶連菌特有の発疹が無数にあり、所どころトビヒのようになっています。ワキとお尻、手首と足首には、その発疹とかさぶたが重なり合い、厚くなって熱を持っています。また、頭や首のリンパ節はボコボコに腫れ、頭が変形しているかと勘違いするほどです。

通常、溶連菌感染は一カ月ほど消失せず、抗生物質を服用し続けなければなりません。男児の場合、来店時の状態は溶連菌感染との戦いでした。溶連菌が再び増えると、四〇度の熱が出て、また入院してしまう旨を両親に伝え、治療は始まりました。

男児にはまだ微熱があり、水をよく飲み、身体全体にむくみがあります。そこで、「風邪《ふうじゃ》」を追い出し、利水する「越婢加朮湯《えっぴかじゅつとう》」に、さらに清熱の目的で「石膏《せっこう》」を増量しました。このようなアトピーは日ごとの変化が激しいため、一週間ずつ調整しながら漢方薬を出しました。するとと、一週間単位で赤味は引き、かさぶたが消え、発疹も少なくなっていきました。幸い、再入院することもなく、一カ月後には包帯は完全に取れ、無事に小学校の入学式に行けたと報告がありました。

その後三カ月、脾《ひ》を健やかにして皮膚を潤す「双和湯《そうわとう》」と、腎《じん》の「陰分《いんぶん》」を益《ま》す「知柏地黄丸《ちばくぢおうがん》」を服用しながら、学校に元氣に通い、色白でつるつるとした肌を維持しています。

皮膚掻痒《そうよう》症

日本には四季があり、我々の身体は四季に対応して生命が営まれています。最近、お風呂に入らず、シャワーだけの人が多いことには驚きます。お風呂とは日本の独特の風土に合わせて誕生した文化で、私は一つの健康法と考えています。身体を洗い、三十分くらいゆっくり風呂に入って温まると、清潔な汗がほんのりと身体を覆ってくれます。

四十五歳を過ぎると、だんだんと新陳代謝が後退し始めます。若い時と同じように、あかすりで石鹸をふんだんに使うと、天然のローションを落とし過ぎてしまい、皮膚がかさつき、痒みを覚えます。皮膚表面は本来、酸性の皮脂膜で覆われていなければなりません。漢方では、これが不足することを「津液《しんえき》の不足」といい、皮膚が枯れてきた状態です。

このような場合は、外用薬ではなく、内服を続けることで皮膚に潤いを持たせる「瓊玉膏《けいぎょくこう》」が良いでしょう。皮膚だけでなく、身体全体の「津液《しんえき》」を補う漢方薬で、脳の枯れ、骨の枯れ、内臓の枯れを予防するので、健康維持や病気の予防に最適です。さらに、身体を温める力を増し、腎臓からの新陳代謝を亢進する「金匱腎気丸《きんきじんきがん》」を服用します。

また、皮膚に栄養を送るためには、「血《けつ》」を補う「四物湯《しもつとう》」を併せて服用すると良いでしょう。

これらの漢方薬は皮膚掻痒症だけでなく、健康増進や病気予防のほか、健やかな老いも実現してくれると考えます。

ある六十三歳の男性は、一年前から冬場になると皮膚が乾燥し、異常な痒みを感じるようになりました。皮膚には特別、湿疹も赤味もありません。十月の終わりから皮膚が痒くてたまらないといいます。

例年だと年が明けてから増える相談ですが、この年は二カ月早く、しかも、たくさんの人が相談に訪れました。相談者は六十歳を超えている人が圧倒的で、若い人は皮膚が乾燥するものの、痒みは少ない傾向にあります。

この男性の相談は明らかに「老人性皮膚掻痒《そうよう》症」であり、外的要因は冷えと空気の乾燥と、静電気の発生です。外的要因だけならば、若い人と同じようにローションを塗布すれば、楽になります。しかし、老人性の場合、内的要因があり、痒みで夜も眠れないほどになります。この場合も、皮膚に潤いを持たせる「瓊玉膏《けいぎょくこう》」が適します。

掌蹠膿疱症《しょうせきのうほう》

二十八歳の女性は、出産から間もなく手のひらに水泡ができ、いずれ治るだろうと放置していました。それが幾重にも重なり、やがて膿を持ち、皮膚もだんだん硬くなって、足の裏にも出来るようになりました。皮膚科に行くと、「これは掌蹠膿疱症《しょうせきのうほうしょう》なので、根気よく治療しましょう」といわれ、膏剤と抗生物質を処方してもらいました。最初はきれいになり、喜んでいましたが、再発と緩解を繰り返しながら三年の年月が過ぎました。

掌蹠膿疱症《しょうせきのうほうしょう》は、歯や扁桃炎《へんとうえん》などの病巣感染、歯科金属のアレルギーなどが原因と考えられています。人によって時間がかかる場合もありますが、この女性は一カ月の服用でツルツルの皮膚がよみがえりました。

患部が淡紅色を呈し、ほてっている場合は、「知柏地黄丸《ちばくぢおうがん》」で取り去ります。患部が真っ赤で、ほてりがひどい場合は「三物黄芩湯《さんもつおうごんとう》」を使います。水泡は水分代謝の異常が起きているためです。膿を持つということは患部に熱状があるためで、これらには「竜胆瀉肝湯《りゅうたんしゃかんとう》」が良いでしょう。熱がなければ「五苓散《ごれいさん》」、熱が激しい場合は「黄連解毒湯《おうれんげどくとう》」を用います。

湿度と水虫

四十八歳の男性は、今まで何回も水虫になりましたが、ここ三年は特にひどく、ストレスもあり、疲れも取れにくくなっています。足をしっかり洗い、軟膏を塗っていますが、一向に治る気配が無いと相談に来ました。

ジメジメした環境で健康に悪いものといえばカビです。カビが最も繁殖しやすいのは、二〇～三〇度の温度で、さらに湿気が八〇％を超えると猛烈な勢いで増殖します。漢方には「外湿《がいしつ》」と「内湿《ないしつ》」という概念があり、「外湿《がいしつ》」とカビは同義ではありませんが、カビによる健康被害は「外湿《がいしつ》」に関連するものでしょう。

彼の場合、足の裏や側面に水泡が無数にできて痒みがあり、やがて指の間が湿潤し、白くふやけてくるタイプです。寝不足で手足のほてりとイライラもさらにひどくなり、水虫はますます悪化します。またビールを飲み過ぎると悪化するのは、体内の水分代謝に異常を起こす、「内湿《ないしつ》」によるものです。この人は「内湿《ないしつ》」が「外湿《がいしつ》」を呼び込み、水虫を悪化させた一つの例です。

そこでほてりを冷まして、腎《じん》の疲れを取り、水分代謝を改善する「知柏地黄丸《ちばくぢおうがん》」を服用すると、二週間後には足の水泡が消えて痒みが減り、軟膏を塗るのを忘れるようになりました。三カ月もすると疲れも取れ、血圧も下がって、元氣になったと喜んでいました。

しもやけ

凍傷の相談は、例年一月頃から多くなりますが、この冬は前年の暮れから始まりました。暖房の発達に伴い、凍傷は減少傾向にありますが、それでも普段から冷え症の人や、身体を温める能力が少ない人、血液の不足のある人などは発症してきます。

しもやけは「寒気《かんき》」が原因で、「寒気《かんき》」が体内に侵入するには、二つの条件があります。一つは、「寒気《かんき》」が強く、それほど身体の冷えを感じない人でも適応限界を超えてしまう場合です。もう一つは、「寒気《かんき》」に対する適応限界が低い場合です。普段から冷え症の人がわずかな「寒気《かんき》」にあって発症します。この二つの条件、外界と体内が相対的に関係し合って発症します。

患部が青紫色に腫れ、刺されるように痛いものには「寒気《かんき》」を追い出す「当帰四逆加呉茱萸《とうきしぎゃくかごしゅゆ》生姜湯《しょうきょうとう》」に、「血《けつ》」の停滞を正常にする「血府逐瘀湯《けっぷちくおとう》」を併せて服用します。普段から手足が冷え、胃腸が弱く下痢しやすい人で、患部は淡紅色を呈し、痒みがあるものには「附子理中湯《ぶしりちゅうとう》」。雪かきなどで極端に冷え、その後発症し、冷えた部位がかえってほてるものには「苓姜朮甘《りょうきょうじゅつかん》湯《とう》」を服用します。

「瘀血《おけつ》」によるしもやけ

毎年しもやけで悩んでいる三十五歳の女性は、もともと冷え症、低血圧で、新年を迎える頃から赤く腫れ、温まると、痒くて仕方がないといいます。例年、二月頃から赤紫になり、痛みを覚えるのですが、この冬はいつもより寒く、十二月からしもやけになり、痛み出したそうです。気象庁の発表によると、この年の十二月の平均気温は観測史上、最低を記録していました。

しもやけの代表的な処方に「当帰四逆加呉茱萸生姜湯《とうきしぎゃくかごしゅゆしょうきょうとう》」があります。四肢末端の経絡上に侵入した冷えを改善する薬です。症状が出始めた頃に服用すると良く効きますが、二〜三日経過したものには効きが悪く、治癒に時間がかかります。

この女性のように赤紫になり、痛みを覚える場合は、血液の滞り、つまり「瘀血《おけつ》」を二次的に発生しているので、「血府瘀逐湯《けっぷちくおとう》」をさらに加えて、治りを早くします。この女性は年末と新年早々にも来店し、寒さがひときわ厳しいのに大変調子が良く、春まで続けてみたいと喜んでいました。

指掌角皮症《ししょうかくひしょう》

寒さと乾燥が一層厳しくなる冬場は、手荒れの人にとっては水仕事がつらい季節です。さまざまな外用薬を駆使し、炊事・洗濯の前にはゴム手袋をはめ、就寝前には外用剤を塗布し、綿の手袋をして休むそうです。春になると軽減しますが、毎年繰り返しているうちに、桜の季節が来てもあまり改善されなくなってしまう人がいます。

五十八歳の女性も、以前は手足がわずかに冷える方でしたが、五十代になると手荒れの範囲を超え、指掌に指紋がなくなり、縦にしわが入り、皮がむけると同時に患部に熱を持ちます。この赤むくれが第一関節から始まり、第二、第三関節へと広がり、五年前頃から手のひらにまで広がるようになりました。皮膚科では「進行性指掌角皮症《しんこうせいししょうかくひしょう》」といわれ、今では角化した皮膚がひび割れし、出血して、痛痒くてたまらないといいます。

本人には疲れの自覚はありませんが、主婦業とともに自営業を営む夫の仕事の手伝いと、実家の親の看病に日夜追い回されています。顔色は悪く、汗をよくかき、唇が乾燥して、お茶をたくさん飲みます。そこで、身体の不足を補って「陰陽《いんよう》」のバランスを改善し、手の熱を取り去る「黄耆建中湯《おうぎけんちゅうとう》」を服用してもらいました。三カ月後には見違えるような手になり、外用剤を忘れるようになりましたとの報告がありました。

第十章

乾燥による主婦湿疹

六十歳の女性は、三十代後半から九月頃になると、指先の皮膚が薄く硬くなり、十二月には手のひらと指がガサガサで小水疱ができます。指先がひび割れているのに、痒みが強く、寝ている間に掻きむしっていて、朝起きると出血しています。洗剤を使う時はゴム手袋をしていますが、手袋が触れる手首までかぶれてしまいます。もう二十年以上悩んでいるそうです。

寒くなると悪化する病気に湿疹があり、「進行性指掌角皮症《しんこうせいししょうかくひしょう》」と呼ばれています。気温が下がって乾燥してくると、手が冷たく、血行が悪くなります。皮膚の脂分が無くなったところに、機械的刺激や石けん、シャンプー、洗剤などがさらに脂分を取り去り、皮膚を養えなくなります。炎症がひどいと、患部は熱を持って硬くなります。水分を発散することができず、表皮と真皮の間に水分がたまったものが小水疱です。これが真皮を圧迫し、痒みを引き起こすのです。

この女性の手を見ると、赤く腫れてほてりが全体に及んでいました。そこで、手の熱を冷まし、「血《けつ》」を補う「温清飲《うんせいいん》」を服用してもらうと、二週間もすると手の痒みが楽になり、一カ月で皮膚がなめらかになってきました。その後、再発防止のために手の末端まで血行を良くし、皮膚に潤いを保つ「当帰飲子《とうきいんし》」を長期間続けています。

第十章

帯状疱疹

胸部からワキを通って背部に、また腹部から腰部などの神経走行路に沿って、帯状に発生する大小の疱疹《ほうしん》を「帯状疱疹」といいます。初期には局部に灼熱感を伴う痛みが生じ、まもなく発赤して、米粒から空豆大の帯状に配列する水泡を形成します。水泡は透明で、やがて混濁し始めます。

五十六歳の男性は、肋間《ろっかん》神経に沿って二〇㎝に及ぶ帯状疱疹でした。深紅色の水疱で、水疱と水疱がくっつき合い、火傷の水疱のようです。そこで、脾《ひ》を健やかにし、水分の停滞をさばく「胃苓湯《いれいとう》」を服用してもらいました。二週間もすると、発赤はきれいに消失しましたが、一向に痛みは変わりません。夜間に二度、三度と寝返りを打つと、チクチクと針で刺されるような痛みで目が覚めてしまいます。激しい疼痛のため、仕事もできません。

これらは、初老期によく見られるもので、発赤消失後、放っておくと二、三年ジワジワと慢性的に続きます。これは「氣《き》」の不足のため、「血《けつ》」と「水《すい》」のめぐりが滞り、「湿《しつ》」の停滞と「瘀血《おけつ》」を生じたために起こります。すぐに「十全大補湯《じゅうぜんだいほとう》」と「血府逐瘀湯《けっぷちくおとう》」を服用してもらうと、二カ月後には痛みが無くなり、よく眠れるようになったと喜んでいました。しかし、このタイプは、「氣《き》」の不足を補い続ける必要があるため、服用を続けることを指示しました。

子供の水いぼ

夏休み中に多い相談の一つが、幼児期から小児期にかけての水いぼです。夏はお祭り、花火大会、さらに旅行や水遊びも加わり、子供は楽しさのあまり、頑張りすぎて、体力低下を引き起こします。また、この暑さで汗を多くかくため皮膚の調和が崩れます。

病院に行くと、ピンセットでこれをつまんで取ってくれますが、母親は「子供が泣き叫ぶので可哀想」「取った部分から広がってくるような気がする」などといいます。

一見すると、健康そうな、背も高く、少し太り気味の五歳の少年は、幼稚園の行事と水泳が重なって多忙な日々を送っていました。六月後半からワキの下周辺にポツポツと水いぼが出始め、近所の人からは「ハト麦が良い」といわれて服用したそうです。しかし、暑さが増すにつれて広がり、水いぼが大きくなってつぶれ、擦れ合って出血します。痒みと痛みで、だいぶつらい様子です。汗をよくかくので、小便は遠く、普段よりも冷たいものをよく飲む結果、食事がいつもより少なくなったそうです。

このお子さんには脾《ひ》の「運化《うんか》」を高め、膀胱の「氣《き》」のめぐりを助け、水分のめぐりを改善して、皮膚の水分の停滞を速やかに流す「胃苓湯《いれいとう》」を処方しました。みるみる水いぼがひいて、元のみずみずしい肌がよみがえってきたと喜んでいました。

蕁麻疹《じんましん》

蕁麻疹《じんましん》は突然、皮膚に痒みが出始め、蚊に刺されたように腫れてきます。外的刺激によるものならば、その場で終わりますが、蕁麻疹の場合はそういきません。腫れはみるみる大きくなり、円形から楕円形になり、違う場所に広がります。隆起したもの同士がくっついて地図状になり、痒みは頂点に達します。

三十三歳男性は、普段からよくお酒を飲む方で、発病の前日に大酒を飲んだそうです。翌日、二日酔いと同時に蕁麻疹を発見し、顔から胴に移って身体全体に広がりました。この蕁麻疹は半日くらいで消失し、また新しい隆起が出てくるというパターンを繰り返しています。隆起している境界線は赤く、中央部は皮膚の色と同じです。ビールを飲んだ翌日はひどく、生ものを食べるとたくさん出てくるような気がするといいます。普段からよく水分をとりたがり、汗をかきやすい体質です。三カ月間二つの病院に通いましたが、一向に変化は見られませんでした。

この人には肝臓のめぐりを良くし、水分代謝を改善する「茵蔯五苓散《いんちんごれいさん》」を服用してもらいました。蕁麻疹は消え、三日もすると完全に治癒しました。

「氣《き》」の不足によるニキビ

中学二年生からニキビが出始めたという十九歳の女性は、夏からバイトを始め、遊びとバイトで寝る時間がなく、乱れた生活を送っていました。すると、九月頃からニキビが一気に悪化し、顔中が真っ赤になり、あちこちに膿を持つようになりました。

来店したのは、ニキビが悪化し始めて四カ月後の十二月のことです。バイト時間を減らしたものの、まだ続けていて、授業も十月から始まり、いつも寝不足状態だということです。身長は高く痩せていますが、胃腸はそれほど悪くないようです。一月には成人式があるので、それまでにきれいにしてほしいといいます。

寝不足と忙しさで身体のエネルギー、つまり「氣《き》」が不足し、「血《けつ》」のめぐりが悪くなり、肌の調和を崩してしまったと考えられます。身体全体の「氣《き》」と「血《けつ》」を補う「十全大補湯《じゅうぜんたいほとう》」を服用してもらうとともに、生活の改善を求めました。二週間も経つと、赤味は同じようですが、顔を洗った時、肌がなめらかになったとご満悦でした。

年が明け、服用後一カ月で赤味が消えて普通の肌が出てきました。無事に成人を迎え、今は就職活動で相変わらず忙しいようですが、赤味は全くなく、ツルツルの肌で通学しています。

「血《けつ》」と「陰分《いんぶん》」の不足によるニキビ

数カ月前から残業が続き、睡眠時間が三〜四時間ほどに減ってしまった三十九歳の女性。イライラが募り、カラオケでストレスを発散させていたつもりですが、次第に顔がかさつき、ニキビが出始めたといいます。鼻から下が全体的にかさつき、淡紅色から赤色の大きなニキビがいくつも出ています。身体は疲れていますが、寝付くのに一時間ほどかかるそうです。便通も悪く、ウサギの糞のようにコロコロした便が出るとのことでした。

彼女のように不眠と皮膚がかさつく症状は、「血《けつ》」の不足を意味しています。手足と顔にほてりがあり、ニキビの化膿はわずかで淡紅色が多いのは、「陰虚《いんきょ》」の現われです。寝不足と残業で、「氣《き》」の不足を起こしたため、腸の働きに異常を来《きた》し、便が兎糞《とふん》状になったと考えられます。

そこで、「双和湯《そうわとう》」を一カ月間服用してもらうと、一週間後、「顔がツルツルになり、ニキビもおさまりました」と喜びの電話がありました。「双和湯《そうわとう》」には、「氣《き》」と「陰分《いんぶん》」を補う「黄耆建中湯《おうぎけんちゅうとう》」と、「血《けつ》」を補う「四物湯《しもつとう》」が入っています。今回のように、すぐに著効を示す場合もありますが、ほとんどのニキビはホルモンの乱れが関与しており、二〜三カ月で効果が出始め、半年くらいで良くなるケースが大半です。

不摂生によるニキビ

二十四歳の青年は、中学、高校時代にニキビができた経験はほとんどありませんでした。しかし、大学時代から夜更かしや暴飲暴食、不摂生な生活がたたり、ニキビが出始めたといいます。

就職が決まり、睡眠時間が減ると、さらに赤いニキビが増え、顎の両側面は地腫れしてしまいました。就職と同時に二年前から皮膚科に通いましたが、効果が見られず、別の皮膚科や、漢方薬局を三軒も梯子して、当薬局が四軒目とのことでした。

暑がりで冷房を好み、一、二回目の大便は細切れで、三回目に行く時は軟らかくなります。色白ですが、相談中もすぐに顔が赤くなり、一日にペットボトル三本位の水分をとるということです。

不摂生の改善に「双和湯《そうわとう》」と、表証《ひょうしょう》の改善に「十味排毒湯《じゅうみはいどくとう》」を服用してもらいました。一カ月後、「漢方がこんなに効くとは思わなかった。もっと肌がきれいになる薬はないか」と再び来店し、顆粒の漢方薬と「瓊玉膏《けいぎょくこう》」を併せて服用中です。

飲む美容液「瓊玉膏《けいぎょくこう》」

三十二歳の女性は紫外線の影響で、肌の乾燥が進み、潤いがなくなり、小じわが増え、吹き出物が出てきたといいます。鏡をのぞくと、その黒ずんだ肌が、明らかに老けたことを自覚させ、がっかりしてしまいます。「肌がしぼむ」という表現が一番適切かもしれません。毎年、秋が深まるにつれ、こうした相談が増えますが、いくら外から化粧品を塗っても、コラーゲンを飲んでも、根本から治すことにはなりません。

二十代後半から五十代に喜ばれているのは、「瓊玉膏《けいぎょくこう》」という漢方薬です。主成分の「地黄《ぢおう》」は粉末ではなく搾汁《さくじゅう》を使用しており、「陰《いん》」を養う「生地黄《しょうぢおう》」の薬効が通常の「地黄《ぢおう》」製剤よりも優れています。一～三カ月内服すると、カサカサした肌に潤いがよみがえり、髪のパサつきも違ってくるそうです。さらに「人参《にんじん》」と「枸杞子《くこし》」で「氣《き》」と「陰《いん》」を養い、「沈香《ちんこう》」と「茯苓《ぶくりょう》」で胃腸を保護します。

もともと不老長寿、滋養強壮の目的で開発されていますので、アンチエイジングに最適です。体力・気力の低下、風邪をひきやすい、記憶力の低下、白髪や脱毛、老人性乾皮症、目や口の乾燥などにも効果が期待できます。また、「虚熱《きょねつ》」を冷ます効果もあり、「陰《いん》」を養い、身体にハリと潤いを与えます。

第十一章　アレルギー疾患

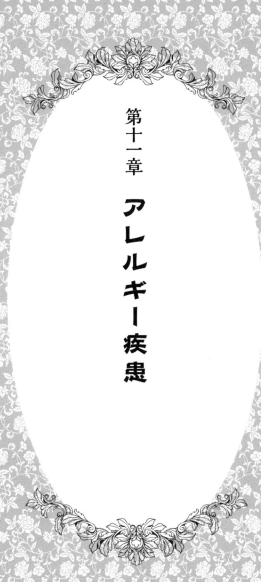

アレルギー体質

二十八歳の女性は一年中、目に異物感があり、スギ花粉が吹き始めると、目の痒みが悪化し、目を取り出して洗いたくなる衝動にかられるといいます。さらに、くしゃみ、鼻水、鼻づまりが加わり、息をするだけで精一杯で、仕事どころではありません。

花粉が飛ぶ時期が遅く、量も少ない年であっても、アレルギー体質の人は、反応が一人歩きし、くしゃみ、鼻水、鼻づまりが五月の連休まで続く人がほとんどです。

彼女は疲れやすく、疲れると動悸が始まり、息苦しくなってジワリと汗ばむといいます。身体が弱く、普段から軟便で貧血気味、エビを食べると蕁麻疹《じんましん》を起こします。身体が急に重だるくなり、足の力が抜けてくると顔色が真っ青になり、意識が遠のき、倒れてしまうこともあるそうです。電車に乗っている時に症状が出ることが多いそうですが、最近では銀行で倒れてしまったそうです。

病院では貧血ではないといわれていますが、彼女にはアレルギーの体質改善薬として、脾《ひ》の「氣《き》」と「陰分《いんぶん》」を補う「生脈散《しょうみゃくさん》」を通年服用してもらい、花粉の時期には、外感風邪を治す「桂麻各半湯《けいまかくはんとう》」を飲んでもらうことにしました。

第十一章

花粉症の「内傷《ないしょう》」と「外傷《がいしょう》」

顔が隠れるような深い帽子をかぶり、花粉症用の眼鏡をかけ、マスクをして顔が全く見えない状態で二十七歳の女性が来店したのは、三年前のことです。高校時代から花粉症で悩んでおり、目の痒み、くしゃみ、鼻水、鼻づまりがあります。皮膚がひりつくように痛くなり、この年は三～四回くらい風邪もひき、微熱が出たり下がったりしたそうです。

花粉症は、「外傷《がいしょう》」と「内傷《ないしょう》」に分けられます。「外傷《がいしょう》」とは、くしゃみ、鼻水、鼻づまり、目の痒みの段階です。だるさ、発熱、鼻水が黄色くなる、発疹などの症状が出る人は、「内傷《ないしょう》」と呼び、身体の中に原因があります。外傷《がいしょう》から内傷《ないしょう》に移行するには、それほど時間を要せず、三日もあれば十分です。

花粉とは無関係に症状が続き、寝不足や疲れで悪化する人は、内傷《ないしょう》となります。雨が降ると、治ってしまう人は、外傷《がいしょう》にとどまっていると判断できます。

この女性の場合は、さらに感冒がからみ、内傷《ないしょう》を悪化させた状態でした。まず、微熱の改善のために「柴平湯《さいへいとう》」を服用してもらいました。また、内傷《ないしょう》の改善、いわゆる体質改善のために「半夏白朮天麻湯《はんげびゃくじゅつてんまとう》」を毎年十一月から服用してもらい、花粉の時期に備えます。春先に帽子をかぶらずに、外に出られて嬉しいと喜んでいます。

花粉症のメカニズム

漢方では、人体に余分なものが侵入し、悪影響を与えることを「邪実《じゃじつ》」と呼び、特に「風《ふう》」「寒《かん》」「暑《しょ》（温《うん》）」「湿《しつ》」「燥《そう》」「火《か》」を「六淫《りくいん》の邪《じゃ》」と呼びます。花粉症はまさに余分なものが人体に悪影響をもたらす「邪実《じゃじつ》」で、関わるものは「風《ふう》」「寒《かん》」「暑《しょ》（温《うん》）」です。

その中でも「風《ふう》の邪《じゃ》」が原因となる場合が多く、「風寒《ふうかん》」「風温《ふううん》」「風湿《ふうしつ》」というように、ほかの「邪実《じゃじつ》」と結びつきやすい性質があります。スギ花粉は春風に乗ってやってくるので、「風《ふう》」の性質を持ち、暖かい風に乗ってやってくれば「温《うん》」の性質と結びつきます。この「風《ふう》温《うん》」を追い出す代表的な処方に「桂枝湯《けいしとう》」があります。実際の治療では、それぞれの体質を考慮し、加減をして治療を進めます。

三十四歳主婦は、五年前から花粉症になってしまいました。くしゃみ、鼻水、目の痒みがあり、どちらかというと寒がりな方だそうです。今までは市販の鼻炎薬で症状を抑えていましたが、眠くなったり、頭がボーッとしたり、のどが乾くことがあるため、漢方薬で自然に治療したいと来店しました。「桂枝湯合玉屏風散《けいしとうごうぎょくへいふうさん》」を服用してもらったところ、眠気やのどの乾きなど前述の症状がなくなり、例年になく快適に春を過ごせたと報告がありました。

体質別にみる花粉症

花粉症になる人の体質とその処方を全部述べると、列記するだけで大変です。

マスクをすると楽になり、手で胸を温めると症状が軽減し、入浴したり暖房のあるところにいると鼻水が止まる。起床時、鼻水は止めどなく流れ、気温が上がると症状は楽になる。そして、冷えた空気を吸うと症状が悪化する。こういった人は、肺《はい》の冷えが原因ですから、肺《はい》を温める「甘草乾姜湯《かんぞうかんきょうとう》」を処方します。

このタイプの中で、普段から冷え症で寒がりの人は、「四逆湯《しぎゃくとう》」が良いでしょう。

また、冷たいものをとり過ぎたり、飲酒後に症状が悪化する人、あるいは、いつも身体のどこかに冷えをもつ人は、胃を温めて身体全体の冷えを取る「安中散《あんちゅうさん》」が良いでしょう。

起床時に目などがむくみ、花粉症が始まると身体が重だるく、手足が冷えやすく背中がうすら寒い。小便が近くて勢いがない人には、腎《じん》を温め、水分代謝を改善する「真武湯《しんぶとう》」が適します。

また、春風が吹き、気温が高くなると、わずかに汗をかき、コートを脱ぐと少し肌寒さを感じ、くしゃみが出てくる。朝起きて布団から出ると、寒気を感じて鼻の症状が始まる。こういったタイプには、「桂枝湯《けいしとう》」です。

「桂枝湯《けいしとう》」は、表証《ひょうしょう》を取り去る処方で、くしゃみ、鼻水、鼻づまりがあり、頭痛・発熱し、ワキの下を触るとシトッと汗ばんで、悪風する感冒の初期によく使用されます。ここから頭痛と発熱をはぶくと、花粉症の初期症状とピタリと合います。「桂枝湯《けいしとう》」に、「氣《き》」を補う「黄耆《おうぎ》」と、これを助けて皮膚表面を充実させる「防風《ぼうふう》」、そして脾《ひ》を健やかにし、「水《すい》」のめぐりを改善する「白朮《びゃくじゅつ》」を加えることで、これらの症状はほとんど抑えられます。この三味を中国では「玉屏風散《ぎょくへいふうさん》」と呼んでいます。

さて、花粉が少ない雨の日に悪化するのに、花粉がたくさん飛ぶ晴れた日にはあまり悪化しない人がいます。人によってはかえって症状が良くなってしまいます。

こんな人は、普段は自覚症状がありませんが、もともと水分代謝が悪いタイプです。花粉が鼻の粘膜を刺激することで、身体全体の「水《すい》」（津液《しんえき》）のめぐりに異常を来《きた》し、炎症のある鼻粘膜から水分が漏れ出てしまいます。ほかにも起床時に目が腫れぼったい、顔にはまくらの跡が、身体にはシーツや下着の跡がついてなかなか取れない、指輪がきつくなる、身体が重だるい、終始眠いなどの細かい症状を伴います。一見、身体が丈夫そうでも花粉症になるタイプで、

「二陳湯《にちんとう》」や「平胃散《へいいさん》」を服用します。

その反対に、食が細く、食後に腹が張ってしまう、下痢ではないが、便がゆるめの人は「六君子湯《りっくんしとう》」が良いでしょう。

身体の「氣《き》」「血《けつ》」「水《すい》」が正常にめぐり、内臓が活発な人が規則正しく生活すると花粉症にはならないでしょう。

ワキの下で分かる花粉症タイプ

春一番が花粉を運んでくると、花粉症の人はくしゃみ、鼻水、鼻づまり、そして目の痒みが出てきます。症状が出てきた時、ワキの下を触ってみて下さい。

シトシトしていて風に当たって嫌な人は、「桂枝湯《けいしとう》」で治療が始まります。症状が始まると同時に、肩こりがひどくなった人は「桂枝加葛根湯《けいしかかっこんとう》」が良いでしょう。ワキの下だけではなく、顔や身体全体が、汗でシトシトする人は「桂枝加黄耆湯《けいしかおうぎとう》」。これに咳を伴う人は「桂枝加厚朴《けいしかこうぼく》杏子湯《きょうじとう》」を服用します。

さて、ワキがサラサラしている人はどうしましょう。こんな人はザワザワと寒気がし、同時にわずかですが、熱感が現われてきます。普段からイライラしている人には「香蘇散《こうそさん》」。もともと食が細い人には「参蘇飲《じんそいん》」。肩こりがひどくなれば、あの有名な「葛根湯《かっこんとう》」。多くの痰を伴い、小便回数が普段より少なくなれば、これまた有名な「小青竜湯《しょうせいりゅうとう》」が良いでしょう。

しかし、花粉症だからという条件だけで「小青竜湯《しょうせいりゅうとう》」を服用することは、必ずしも良いことではありません。専門家に相談の上で服用しましょう。

冷えによる花粉症

花粉症は、体質や体調によって悪化原因が異なり、治療においての処方もそれぞれ違いがあります。今回は、身体の冷えが原因となる症例をご紹介します。

三十代の主婦は突然、くしゃみと多量の透明な鼻水に襲われました。元来、手足と身体が冷えやすく、食も細い方です。顔色は一見すると悪くありませんが、生え際と顎のあたりが明らかに蒼白《そうはく》でした。中医学ではこの症状を「脾陽虚《ひようきょ》」といい、すい臓を温める「人参湯《にんじんとう》」を服用してもらいました。期待通りに効果が現われ、鬱陶しかった春が楽に過ごせるようになりました。

一方、二十代ＯＬは仕事が忙しく、生活が不規則になりがちでした。以前から貧血と冷え症で、冷えると腰痛を起こすといいます。仕事場が非常に乾燥しており、のどが渇き、ついつい水分をとり過ぎてしまいます。起床時、くしゃみが頻発し、鼻水、鼻づまりと目の痒みを伴います。この人には「氣《き》」「血《けつ》」の運行を促し、余分な水分と「食滞《しょくたい》」をさばき、身体を温める「五積散《ごしゃくさん》」を服用してもらいました。花粉による鼻炎とともに、腰痛も改善されたと喜んでいました。

胃腸の冷えによる花粉症

冬の寒さが比較的緩み、春一番が吹くといよいよ始まるのが「花粉症」です。例年、くしゃみ、鼻水、鼻づまり、目の痒みなどに悩まされる人は多く、マスクを手放すことはできません。

二十六歳の女性。「十年前より、二月中旬から五月の連休くらいまで悩まされる。接客中心の仕事で、季節の変わり目や、天気が悪いとすぐに鼻水が出るが、特に花粉が飛ぶこの時期には、一般的症状のほかに、身体がだるくなり、仕事にならない。ひどい時は何を服用しても効かず、仕事を変えたいと思ったこともある。根本的に治す方法はないか」と相談に来ました。

色白でぽっちゃりした人で、普段から風邪をひきやすく、疲れやすい。時に便が軟らかくなり、食事にむらがあって、食後すぐに腹が張ってしまう。手足が冷え、温かいものを飲食したり、入浴時には花粉症は楽になる。起床時や飲食時、冷たい風に当たると悪化する。冷たいものは食べないように心掛けているといいます。

そこで、胃腸を温めて身体全体の機能を活発にする「桂附理中湯《けいぶりちゅうとう》」を常用するよう指導しました。一カ月後、苦痛症状は軽減して、服用すると身体の調子が良いそうです。

「氣《き》」の不足による花粉症

埼玉に住む三十歳の女性は、高校時代から鼻水が出ていたのを覚えていますが、就職して一～二年後から花粉症が一層ひどくなりました。スギ花粉が飛び始めると、透明な鼻水、鼻づまりとくしゃみで、夜も満足に眠ることができません。もちろん、毎年病院の薬を服用していますが、シーズン中は頭がボーッとして、鼻で息ができなくなるといいます。

身長一七〇cm、体重五四kg。一見体力があり、健康そうです。小便に異常は無く、大便は時に残便感がある程度です。手足が特別冷えるわけでもありません。しかし、どことなく大人しく声に力がなく、顔色に覇気がありません。一度花粉が飛び始めると、その後は花粉が飛ぼうが飛ぶまいが、鼻の症状は変わりません。

皮膚に艶が無い、声に力が無いことは、肺《はい》と脾《ひ》の「氣《き》」の不足です。ほかには病症がないので、慢性的な「氣《き》」の低下が原因でしょう。そこで、肺《はい》と脾《ひ》の「氣《き》」を補う「補中益気湯《ほちゅうえっきとう》」、また花粉が飛ぶと症状が発現するため、表《ひょう》を固めて「風寒《ふうかん》の邪《じゃ》」を入りにくい体質に改善する「玉屏風散《ぎょくへいふうさん》」を服用してもらいました。一カ月後、快適に過ごしていると報告を受けました。

年中苦しむ花粉症

二十年前から、花粉症で悩まされている五十八歳の女性は、二年前から症状が悪化し、ついに一年中花粉症に悩まされる羽目になりました。

最初は透明ですが、数日後に黄色くなる鼻水があるほか、くしゃみと、息ができないほどの鼻づまり、おまけに口呼吸になるため、のどの痛みが発現してきます。その後、風邪に発展し、発熱します。風邪が治っても鼻水はやまず、再び同じことを繰り返す始末です。病院にかかり、たくさんの薬を飲んでいますが、二年間一日も休まずに花粉症に悩んでおり、何か良い漢方薬は無いかと来店しました。

スギ花粉が終わりかけた頃からヒノキの花粉が飛び、その後カモガヤ、ブタクサというように、花粉症を引き起こす植物は一年中襲ってきます。大量の花粉を浴び、抗体が多く産生されてしまうと、今のところ発症していなくても何らかのきっかけで出やすくなります。また気が付かないほど軽症でも、大量の花粉を吸い込んだり、目から入ることで症状が悪化することもあります。

この女性は、「少陽病《しょうようびょう》」を改善する「柴平湯《さいへいとう》」を二週間服用したところ、二年間の苦しみが嘘のように楽になりました。その後、「氣《き》」を補い、水分代謝を改善する「防已黄耆湯《ぼういおうぎとう》」をしばらく続けてもらいました。三年後も元氣で、予防を続けています。

喘息と花粉症

寒かった冬が過ぎ、春分を迎えると、PM2・5と一緒にスギ花粉が飛んできます。

野球部に所属する高校二年生の男子生徒は、筋肉質でガッシリとした身体つきで、体力があり、食欲も旺盛です。

小学校四年生の頃から喘息持ちで、例年秋から冬場に悪化し、走ると痰で苦しくなり、咳が出るといいます。高校生になると慢性鼻炎になり、鼻づまりで苦しく、鼻声になりました。鼻水は、普段は透明でサラサラですが、悪化すると、黄色い鼻水になるそうです。野球をやっているのにもかかわらず、ほかの人より汗をかきづらい体質です。学校には、自転車で約三十分かけて通い、冬場は朝の冷たい空気を吸いながら通学すると、鼻水は流れるように出てきます。

そこで、肺《はい》だけが冷えていると考え、肺《はい》を温める「甘草乾姜湯《かんぞうかんきょうとう》」を服用してもらうと、徐々に鼻水や鼻づまり、咳、痰も楽になり、一カ月もすると、大体良くなったとの報告がありました。それから四年、冬場になると漢方薬を服用しています。

第十一章

花粉症の後遺症

花粉症対策として、五十二歳の女性は一月末から病院にかかり、アレルギーの薬を服用しました。しかし、二月末からひどくなり、医師は何度も薬を変更しましたが、おさまりません。花粉の飛散に関係なく症状がひどく、鼻下の皮がむけて、朝に黄色の鼻水が出るようになったそうです。

一般的に、スギ花粉という抗原を吸うと、それを異物と認識して抗体をつくります。この抗体を「免疫グロブリンE」と呼び、これができやすい人がアレルギー体質といわれます。我々漢方家がいう「外傷《がいしょう》」とは、スギ花粉という抗原を吸い込んで、免疫グロブリンEをつくろうとしている状態を指します。一方、抗体と結合して、過剰な抗原抗体反応を起こしている人を、我々は「内傷《ないしょう》」と呼びます。

この女性は完全に「内傷《ないしょう》」に移行しており、改善のためには脾《ひ》を補って水分代謝を調節し、鼻の粘膜などの炎症を緩和する「半夏白朮天麻湯《はんげびゃくじゅつてんまとう》」を服用します。「外傷《がいしょう》」の改善には「桂麻《けいま》各半湯《かくはんとう》」との二種類を一週間服用してもらいました。すると、黄色い鼻水が少なくなり、鼻づまりも減少し始めました。喘息の持病もあるため、花粉症がおさまった後は、アレルギーの体質改善として、「参苓白朮散《じんりょうびゃくじゅつさん》」を通年服用してもらうことになっています。

花粉症の目の痒み

十七年間、花粉の時期だけ来店する四十一歳の女性のお話です。この年は花粉の量が例年の二〇～三〇倍ということで、例年とは異なり、予防のために一月から真面目に漢方薬を服用していました。おかげで花粉が吹き始めても、目の痒みが少々あるくらいだそうです。

この女性は、花粉症の患者さんの中でも一番ひどく、「あなたのようにひどい人は、少なくとも十一月から準備しなくてはいけない」と言った覚えがあります。彼女は耳鼻科の薬が全く効かず、毎年症状がこじれてから漢方薬を服用していました。例年、鼻水が黄色く、鼻づまりがあり、胸痛を伴う咳嗽《がいそう》もひどく、黄色い痰を伴います。その症状とともに、透明な鼻水と鼻づまり、目の痒みがだんだんと増大していました。

本来、彼女には体質改善薬として、脾《ひ》を補って「湿《しつ》」を燥し、身体の水分代謝を調節し、鼻などの粘膜の炎症を緩和する「半夏白朮天麻湯《はんげびゃくじゅつてんまとう》」を通年服用してもらいたいところです。それでもなおかつ、鼻水と咳が出てきた時には、「痰熱《たんねつ》」が心下《しんか》に結合して引き起こす胸の痛みと咳を治す「柴陥湯《さいかんとう》」が効果的です。花粉に感受し、目の痒みがひどく、鼻水、鼻づまりを伴うものに、風邪《ふうじゃ》を治す「桂麻各半湯《けいまかくはんとう》」を服用すると、こんなにつらい思いをしなくて済むと説明しています。この処方は、目の痒みに一般的によく使われます。

咳を伴う花粉症

桜が咲き、スギ花粉のピークは過ぎ去っているにもかかわらず、花粉症の症状は消えるどころか、鼻づまりがひどくなり、咳《せき》まで出てきたという相談者。病院に行くと、ヒノキ花粉の影響ではと説明を受けたそうです。

鼻の下に自然に出てくる鼻水は透明でサラサラですが、朝方などに鼻をかむと、透明と白色と黄色の粘稠《ねんちゅう》なものが奥の方から出て来ます。咳をすると、気管支がわずかに痛み、咳をしたくありません。最初は空咳ですが、最後にやっと痰《たん》が出てきます。出てきた痰は鼻水と同じ色です。熱を測ると微熱か平熱で、目の痒みもまだ残っています。

この場合は、炎症が炎症を生み、花粉の有無にかかわらず炎症が一人歩きした状態です。肺《はい》の熱を治める「小陥胸湯《しょうかんきょうとう》」と、漢方でいう「半表半裏《はんぴょうはんり》」の熱躁《ねっそう》を取り去る「柴胡桂枝湯《さいこけいしとう》」を煎じて服用してもらいました。三日もすると症状は改善され、現在も予防薬として「大蒜《たいさん》製剤《せいざい》」の服用を続けてもらっています。

第十一章

花粉症の体質改善

花粉飛散量の少ない年こそ、アレルギー性鼻炎の根本対策を落ち着いて考え、次年以降に備える充電期間ともいえます。今回は漢方による体質改善について述べます。

この時期、花粉をいっぱいぶら下げたスギの木の下で元氣に遊び回る子供がいます。一方で、玄関のドアや窓を開けただけで、くしゃみ、鼻水、目の痒みを訴える人がいます。もっとひどい人は、窓を閉め切って花粉が飛んでいないのにもかかわらず、朝起きると同時に花粉症の症状が出てきます。さらに重篤な人は、夜寝ている間に勝手に鼻水があふれ、頬を伝ってきます。

この差はいったい何でしょう。一人ひとりの顔や性格が違うように、その人の体質によって「花粉症になりやすい」「重篤化しやすい」といった違いが出てきます。この体質を詳細に分析し、かつ分類したのが漢方医学です。

漢方の世界には『内傷《ないしょう》有りて外傷《がいしょう》有り』という言葉があります。「外傷《がいしょう》」とは、くしゃみ、鼻水、鼻づまり、目の痒みといった花粉症の一般的症状を指し、「内傷《ないしょう》」は身体の中に原因があるという意味です。現在の「体質」という言葉に置き換えても良いでしょう。つまり、「その人の体質によって症状が発現する」という意味です。

第十一章

くしゃみ、鼻水、鼻づまり、目の痒みなどの症状が出始めてから四～五日経過すると、「内傷《ないしょう》」の人は、身体が重だるく眠い、胃のあたりがモヤモヤする、ひどい場合は悪心・嘔吐といった症状に発展してしまいます。雨や曇りの日に悪化し、むしろ花粉がたくさん飛ぶ快晴時に軽減します。小便はいつもより勢いがなく、寝起きは、顔や手足が腫れぼったくなります。

以上の症状が前提にあり、さらに食が細い人は「香砂六君子湯《こうしゃりっくんしとう》」。同じく食が細くて鼻水が粘稠《ねんちゅう》で、時に黄色くなる人は「半夏白朮天麻湯《はんげびゃくじゅつてんまとう》」。顔がいつものぼせていて咳を伴い、足が冷える人は「苓甘姜味辛夏仁湯《りょうかんきょうみしんげにんとう》」。顔が青白く寒がりで足が冷え、ふらつきを感じる人は「真武湯《しんぶとう》」。終始イライラしてせっかちな人は「抑肝散加陳皮半夏《よくかんさんかちんぴはんげ》」。これらの漢方薬の共通点は、水分代謝を改善する薬味が入っている点にあります。

アレルギーといわれる病気には、喘息、アトピー性皮膚炎、鼻炎などがあり、これらの病気を一年間かけて一生懸命治療した結果、「花粉症も一緒におさまった」ということが多々あります。このほかにも、便秘や慢性の下痢、更年期障害、生理痛、生理不順などが改善された事例もあります。漢方薬によって、五臓の「陰陽《いんよう》」のバランスや「氣《き》」「血《けつ》」「水《すい》」のめぐりを調整することは、体質改善につながります。漢方医学には、この体質論ではたぐいのない素晴らしいものがあります。

花粉症の予防には

一般的に花粉症は、風で運ばれた花粉が引き起こすアレルギー反応です。原因となる花粉は、鼻の粘膜層に付着した抗原が溶け出して抗体をつくり、鼻粘膜から全身に運ばれ、肥満細胞の表面に結合します。一度抗体ができると、抗原が粘膜の肥満細胞に結合している抗体にさらに付着し、細胞内部に刺激を伝えます。すると、肥満細胞から伝達物質が放出され、鼻水・鼻づまりが発現します。ひいては、三叉神経末端近くを刺激して、くしゃみが出ます。いわゆる過剰な免疫反応に基づくもので、全身症状が発現し、頭痛や全身倦怠、熱感、耳閉感を引き起こします。

少し西洋医学的理論になってしまいましたが、漢方薬で予防するには、この感作を受けた身体の免疫機構を正常にコントロールすることが大切です。いわゆる体質改善には、我々でいう「上薬《じょうやく》」を使います。「上薬《じょうやく》」とは重篤な副作用が無く、効いた感じが無くても、徐々に体質を強化するもので、当薬局で喜ばれているものに「田三七製剤《でんさんしちせいざい》」、あるいは「大蒜製剤《たいさんせいざい》」「霊芝《れいし》」があります。「霊芝《れいし》」は免疫機構の根本に働きかけて、本来の健康体をよみがえらせ、花粉への免疫機構を緩和して身体の機能を補う方向に働いてくれます。

さて、ある四十四歳の女性は、四年前に風邪をひいて副鼻腔炎になってしまいました。それ以来、鼻水と咳が続き、スギ花粉が飛び始めると、透明な鼻水・鼻づまり、くしゃみ、さらに頭重に悩まされるといいます。これは副鼻腔炎が引き金となって、花粉症に移行してしまった事例です。スギ花粉に対しての免疫機構が過敏になっているため、体質改善には一年以上の歳月が必要となります。

この女性には、脾《ひ》を補い、「湿《しつ》」を去り、頭蓋骨内の炎症を取り去る「半夏白朮天麻湯《はんげびゃくじゅつてんまとう》」を服用してもらいました。また、透明な鼻水と咳の対策のために、肺《はい》の「陽氣《ようき》」をめぐらし、「寒邪《かんじゃ》」を発散させる「甘草乾姜湯《かんぞうかんきょうとう》」を処方しました。

このように花粉症は、体質改善と症状に合わせた漢方薬を適切に選択することが大切です。さらに症状が治まった後も、体質改善の薬は継続すると良いでしょう。

花粉症から卒業

立春を過ぎ、日々気温が上がって着実に春を迎えようとしている中で、花粉症の人は苦悩を隠せません。この年は雨や雪の影響で多少遅くなったものの、花粉が飛散すると一斉に患者さんがやってきました。今回は、つらい花粉症から卒業した人をご紹介しましょう。

三十二歳男性は、毎年二月初めから五月の連休まで、くしゃみ、鼻水、鼻づまり、そして目の痒みに悩まされます。最初のうちは、風が吹いて花粉が飛ぶと症状が出てきます。雨が降ると症状が軽くなり、やがて十日くらい経過すると、雨が降ろうと雪が降ろうと、症状は変わらず、常時ひどい状態です。鼻水は透明から黄色に変化して、鼻づまりは一日中あり、口を閉じると息ができなくなり、鼻づまりで夜は苦しくて眠れません。まぶたが腫れ、目が真っ赤に充血する。頭が重だるく、倦怠感が常時あります。日常から食は旺盛ではなく、食欲にむらがあるそうです。

この人には脾《ひ》を健やかにし、水液の回りを調整していく「半夏白朮天麻湯《はんげびゃくじゅつてんまとう》」を日常から服用してもらい、鼻がムズムズした時だけ「桂枝加黄耆湯《けいしかおうぎとう》」を一回服用してもらいました。毎年、一年に百日近く苦しんでいたのに、今年は全く苦しくないと喜んでいます。

第十二章

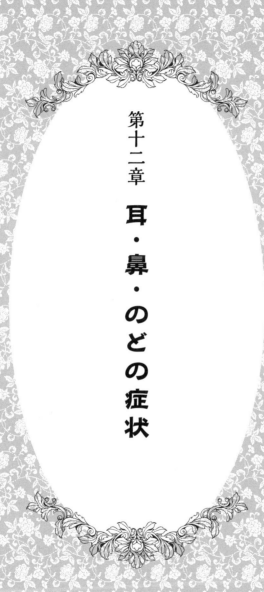

耳・鼻・のどの症状

体質別にみるめまい

目がかすんで頭がふらつき、ものが揺れて見える。乗り物に乗っているような感じがする。激しい時は目を開けると周囲が回転して立っていることができず、悪心・嘔吐し、倒れる時もある――。これらは、めまいの症状です。めまいは突然起きるものと慢性のものとあり、患者は恐怖心を覚え、自律神経失調症に発展することもあります。

ふらつきと同時に、張るような頭痛を伴い、イライラ怒りっぽく、怒ると症状は悪化します。顔色は赤く、耳鳴りがあり、眠りが浅く夢をよく見る。口が渇き、舌苔は黄色い。尿は濃い黄色で、量も少ない。このタイプは、肝胆《かんたん》に熱を持っているため、それを清熱する「竜胆瀉肝湯《りゅうたんしゃかんとう》」を服用します。中年以上で血圧が高く、このような症状のある人は、脳血管障害の前兆とも考えられるので、漢方薬で予防することも必要です。

同じくふらつき、イライラ、不眠などの症状を持ち、目の乾燥感や異物感があり、手のひらや足の裏がほてり、寝汗をかき、舌苔はない。このタイプは、身体の「陰分《いんぶん》」が不足して起きる病症《びょうしょう》で、「杞菊地黄丸《こぎくぢおうがん》」を服用します。

疲れやすく、心身の疲労でめまいが発現し、動悸や不眠を伴い、動くと息が切れる。食欲もなく、顔色に艶がない人は、心《しん》・脾《ひ》が損傷して、「氣《き》」「血《けつ》」の消耗を起こしているので、「帰脾湯《きひとう》」が良いでしょう。

また、脾胃《ひい》が損傷し、脾《ひ》のめぐりが傷害されて水分が停滞し、身体に余分な水分となり、めまいとなるものもあります。悪心・嘔吐や身体が重だるく、いつも眠い。舌苔が白くて厚い人には、「半夏白朮天麻湯《はんげびゃくじゅつてんまとう》」を使用します。

イライラして頭が張って痛む、口が苦く、舌苔は黄色くなる人は、余分な水分に熱を持っているので「温胆湯《うんたんとう》」です。

脾胃《ひい》がもともと虚弱だったり、過労によって「元氣」の消耗を来《きた》し、「氣《き》」が頭部まで上昇することができず、頭がふらつく。疲労倦怠感が強く、耳鳴りを伴い、横になりたがってすぐに居眠りをする。動くと息が切れ、話すのもおっくうになる。さらに食欲不振や、軟便などの症状を伴う場合は「補中益気湯《ほちゅうえっきとう》」を服用します。

めまいに付随する症状に、腰から下の症状を伴う場合があります。腰や大腿部《だいたい》がだるく、足を上げるのがおっくうで力が入らない。横になっても、膝から下が重だるい。長く立っていることができず疲れやすく、椅子を見るとすぐ座りたくなる。物忘れがひどくなり、目のかすみや耳鳴りを伴う。さらに寒がりで足が冷える人は「金匱腎気丸《きんきじんきがん》」を服用します。

また、男性で夜の生活が弱くなった人は「至宝三鞭丸《しほうさんべんがん》」が良いでしょう。


突然クラクラッときたかと思うと、天が回り、地が回る。どこかに必死に捕まってはいるが依然として回っている。布団を敷いて寝てもまだ回る。地震かと思うくらい怖く、もう二度とこんな思いを経験したくないという人もいます。

このような激しいタイプは、吐き気を伴い、自分では分からないくらいの小便不利があり、身体のどこかにわずかなむくみを持っている場合が多く、「沢瀉湯《たくしゃとう》」が功を奏します。発作が治まった時点で「苓桂朮甘湯《りょうけいじゅつかんとう》」を長期に服用すると、再発を防げます。


寒さを嫌い、足腰が冷え、倦怠感が甚だしく吸い込まれるようなめまいには「真武湯《しんぶとう》」です。食が細く、めまいと同時に頭が重だるく痛む人は「半夏白朮天麻湯《はんげびゃくじゅつてんまとう》」でしょう。歩くと上下にフワフワし、時に耳がふさがった感じのするめまいは「釣藤散《ちょうとうさん》」が適します。

一般にめまいは、高血圧、低血圧、低血糖、貧血、メニエール病、脳血管障害、自律神経失調症など、多くの疾病に起因する場合があるので、漢方の専門家に相談しましょう。

風邪後のめまい

四月下旬に突然、吐き気を伴う回転性のめまいに襲われた五十五歳の女性。病院に行き、薬を服用していますが、二週間後の現在も、まくらに頭をつけると回るような気がします。歩くと左右にゆっくりと動揺感があり、まっすぐに歩けません。食欲もなく、義務感で少量を無理矢理食べているそうです。医師には、血圧は正常で脳出血の危険は無いといわれました。めまいの起きる前に風邪をひいたというこの女性は、風邪は一週間で良くなりましたが、その一週間後にめまいを発症したといいます。

一般的には、内耳にある平衡感覚をつかさどる三半規管のむくみか、またはそれを小脳に伝える神経の障害、たとえばウイルスによるものといわれています。めまいが徐々に始まり、だんだん進むものには腫瘍などの可能性もあるので、検査を受けましょう。

さてこの女性は、風邪がらみと判断し、ウイルスに対する抵抗力を増すために「真武湯《しんぶとう》」、さらに水分代謝を改善し、むくみを消失する「茯苓《ぶくりゅう》」と「白朮《びゃくじゅつ》」を増量し、服用してもらいました。五日後にはめまいが消えましたが、食欲が今ひとつであるとのことで、脾胃《ひい》を健やかにする「補中益気湯《ほちゅうえっきとう》」を五日分処方しました。このほかにも、めまいには記述した通り、たくさんの種類があり、慢性的に経過するものの改善には、長い時間がかかります。

術後のめまい

三月に直腸癌の手術を受け、いったん人工肛門をつけたという四十九歳の女性。翌年四月には、人工肛門を取る手術を受け、術後は下痢と軟便が続き、十回くらいトイレに通う日があるといいます。七月に突然、回転性のめまいに襲われ、気持ちが悪く、それが終わるとフワフワし、目を閉じてもクラクラします。食欲も無く、痩せてしまい、それ以来毎日床に伏せてしまったそうです。

直腸癌の手術を受けた人に共通して言えることは、少量の下痢と軟便が一日何回も続く点です。食物の吸収が悪く、体力低下を起こす人をしばしば見受けます。

彼女はもともと体重が三八kgしかない痩せ型で、真夏なのにカーディガンを羽織って来店しました。身体中の「氣《き》」が不足して、五臓の活力を失い、脾《ひ》と腎《じん》を温めるエネルギーも失っています。「腎氣《じんき》」が不足を起こすと、水分代謝に異常を起こし、めまいを発症します。

「値段は高くても、即効性のあるものを」という希望でしたので、腎《じん》を温め、水分代謝を改善する「真武湯《しんぶとう》」と、脾《ひ》を温める「人参湯《にんじんとう》」を煎じ薬で用意しました。ご主人に抱えられて来た彼女ですが、一週間後には一人で車を運転して来店し、下痢も四～五回に減り、食欲も出て、同時に回転性のめまいが無くなったとのことです。

滲出性中耳炎《しんしゅつせいちゅうじえん》

冬が到来し、寒暖の差が激しくなります。暖かい日があると思うと一変して寒い日が来たり、昼間、日差しが温かいと思っても、夕方になると急に冷え込みます。衣服の調整が難しく、風邪をひきやすい時期です。

子供たちは日中は元氣に遊んでいますが、夕方に寒くなり、汗が引いて手足も冷たくなってしまいます。そして、夜間には高熱が出て、しばらくすると耳が痛いと言い出します。翌日、急いで耳鼻科に連れて行くと、耳に水がたまっているといわれてしまう。こんな経験をお持ちのお母さんは多いと思います。

四歳の男児は一年前に風邪をひき、熱は下がったものの「滲出性中耳炎《しんしゅつせいちゅうじえん》」と診断されました。以来、風邪をひきやすくなり、鼻水をいつも垂らすようになったそうです。風邪をひくと、耳の滲出液が増し、耳の痛みを訴えます。こんなことを何度も反復し、今までに三度、鼓膜を切開しましたが、またすぐにたまり、現在は聴力も低下しています。

そこで、耳の炎症をしずめ、身体の代謝を改善する「荊芥連翹湯《けいがいれんぎょうとう》」を服用してもらったところ、二週間で滲出液は消失し、一カ月で聴力も回復してきました。その後は耳の不安もなくなり、風邪をひかない身体づくりのため「参苓白朮散《じんりょうびゃくじゅつさん》」を服用しています。

風邪は万病の元。「風邪ぐらい」と思わずに、漢方薬で治すのも一つの方法です。

鼻づまり

中学三年の男子生徒は、小学生の頃から鼻づまりがひどく、一日中つまっている状態が続いています。鼻が通ることはまれで、運動をしていると息が苦しくて困ると相談に来ました。小学生の頃はよく風邪をひきましたが、今はほとんどひかなくなったそうです。

特に朝の鼻づまりがひどく、黄色の鼻水を伴うことがある場合は慢性副鼻腔炎で、「半夏白朮天麻湯《はんげびゃくじゅつてんまとう》」を使用します。そのほか、鼻づまりでよく使われている処方の一つに「辛夷清肺湯《しんいせいはいとう》」があります。この処方は肺《はい》に熱がこもって鼻水も多く、粘りがあって鼻の粘膜に痛みや熱感を感じ、においもしなくなった時に使用します。鼻茸にも応用することがあります。

また「葛根湯加川芎辛夷《かっこんとうかせんきゅうしんい》」という有名な処方があります。項背《こうはい》がこわばり、やや粘りがあっても、白っぽい鼻水で、鼻の粘膜に熱感はない場合に使用します。しかし、いずれもこの人には当てはまりませんでした。

男子生徒は手はわずかに冷えやすく、小さい頃は食も細かったということです。そこで、脾胃《ひい》の「陽氣《ようき》」の運行がまだ確立しておらず、水分のめぐりが悪く、鼻づまりを起こしていると考えました。「苓桂朮甘湯《りょうけいじゅつかんとう》」を服用すると一カ月で鼻が通るようになり、快適になったと報告がありました。

蓄膿症《ちくのうしょう》

蓄膿症《ちくのうしょう》は副鼻腔炎とも呼び、中国医学では「鼻淵《びえん》」と呼ばれています。主な症状は、黄色や汚れて粘稠《ねんちゅう》な鼻水、鼻づまりがあるほか、前頭部や眼球の奥、頬の疼痛などです。「鼻淵《びえん》」は慢性になることが多く、注意力・集中力が落ち、学力の低下を招く恐れがあります。また鼻づまりのため、十分な睡眠をとることができず、疲れやすくなります。

九歳の男の子の場合は、二年前に風邪をひいて発症しました。顔色は黄色っぽく、鼻にかかった声が印象的でした。鼻づまりと黄色と透明の鼻水のため、始終、口を開けています。風邪をひきやすく、その度に「鼻淵《びえん》」が悪化していました。天気が悪いと何となく元氣がなく、汗をかきやすく疲れやすい体質です。食欲にムラがあり、いびきもかきます。朝起きると前頭部の頭重を訴え、よく学校を休んでいました。

この男の子には脾《ひ》を補い、水分の停滞を改善する「半夏白朮天麻湯《はんげびゃくじゅつてんまとう》」に、さらに「氣《き》」の不足を補う「人参《にんじん》」「黄耆《おうぎ》」と、頭蓋内部の熱を冷ます「黄柏《おうばく》」を加えて服用してもらいました。症状は日に日に改善され、約三カ月の服用で完治しました。現在は風邪の予防と、今までの体力を取り戻す目的で、脾《ひ》の不足を補う「参苓白朮散《じんりょうびゃくじゅつさん》」を服用し、ますます元氣になっています。

副鼻腔炎によるだるさ

五十五歳の女性は幼少の頃、その時の行動も記憶も失うほどのショックを受け、情緒不安定で育ちました。二十代にはブドウ膜炎を患ったほか、蓄膿症《ちくのうしょう》の手術を受けたそうです。風邪をひきやすく、最近は耳の痒みが出て、首から下がアトピーのようです。いつもこれらが重なり合って三重苦、四重苦に悩まされています。「根本の原因は何だろう、どれを中心に治せば、全体的に楽に過ごせるのか」と考えていましたが、次第に、女性自らが「今日は皮膚を治してほしい、今日は頭痛を良くしてほしい」というようになりました。

長い付き合いになり、一週間に二回は頭痛があることに気づきました。割れるような頭痛が起きると、悪心や全身のだるさ、発熱、節々の痛み、めまい、黄色い痰などの症状が発現します。また、便秘がひどくなりだすと、耳の痒みがはじまり、全身の湿疹もひどくなります。さらには、舌の先まで痺れ出すといった具合です。

そこで、副鼻腔炎の漢方薬「蒼耳子散《そうじしさん》」を長期間服用してもらいました。三十年来の苦しみが、三分の一に減って快適になったと、残りの情緒不安定の漢方薬を服用中です。

のどの異物感　―ストレス―

会議中どこからともなく聞こえ出す咳払い。結婚式の挨拶での咳払い。カラオケの下手な上司がマイクを持つと出る咳払い。これらは全て精神的なストレスの現われです。ストレスが加わると、人体の「氣《き》」は停滞し、「氣《き》」が停滞すれば人体の水分も停滞し、痰が生じます。

ストレスが持続的に加わったり、または自分でストレスを生んでしまったりすると咳払いを通り越し、のどの異物感につながります。のどの中に干し肉がつっかえているようだ、のどの中に梅の核があるようだ、のどがどことなく張っているようだと患者さんの訴えはさまざまです。さらに吐いても出ないし、飲んでも飲み込めない。ひどい場合には、のどがふさがって嚥下《えんげ》困難を覚えることもあります。この際には、何事も面白くなく、気分がすっきりしない、怒りっぽい、驚きやすいなど、抑鬱状態が見られます。

また、一人で「癌ではないか」と心配し、専門医に診てもらっても「何でもない」といわれる人もいます。こんな時は「半夏厚朴湯《はんげこうぼくとう》」を三カ月くらい続けて下さい。中には「逍遥散《しょうようさん》」と一緒に服用したり、胃腸の弱い人には胃腸を補う漢方薬を一緒に使用する場合もあります。これで気分も晴れ晴れし五月病など怖くありません。

のどの異物感 ―橋本病―

三十五歳になる女性は、八年前にのどの詰まりを感じ始めました。かかりつけ医で「半夏《はんげ》厚朴湯《こうぼくとう》」を処方されて服用していましたが、改善されなかったため、相談に来ました。二十年前から貧血持ちでしたが、四～五年前から、めまい、ふらつき、動悸・息切れを感じて、甲状腺の病院に行くと、「橋本病」と診断されたそうです。

「橋本病」とは、甲状腺に自己免疫疾患が起こった病気で、「慢性甲状腺炎」といいます。ホルモンの分泌が低下すると、「朝起きられない、やっと起きてもだるくて動けない」といった症状が出てきます。また、寒がりになり、皮膚がかさつき、さらに体温が低下すると手足と顔がむくみ、日常生活がのろくなったりします。一日中ぼんやりしていることが多くなり、ひどい場合は昏睡に陥るケースもあります。

この女性の場合は、肝臓の指標も高くなっており、全身の黄色味がひどく、手と足にしびれを感じていました。これは血液がかなり薄くなっていることを意味します。

そこで、腎臓の「陽氣《ようき》」を増し、水分代謝を促進する「真武湯《しんぶとう》」と、血液の統率をする力を増す「帰脾湯《きひとう》」を服用してもらいました。二週間もしないうちに、むくみが消え、のどの詰まり感も無くなり、見違えるように元氣になったと、現在も服用を継続中です。

甲状腺の病気

内分泌の病気として発生の頻度が高く、よく知られたものに「バセドウ氏病」があります。ほかに慢性甲状腺炎、亜急性甲状腺炎、甲状腺腫瘤《しゅりゅう》、下垂体の関与する甲状腺機能亢進《こうしん》症や甲状腺機能低下症などがあります。

五十二歳になる女性は二十年前、甲状腺機能亢進症と診断され、半年に一度のホルモン検査とホルモン剤の補充療法をしていました。緊張したり、焦りを感じた時に突然汗が噴き出し、動悸と胸部の圧迫感を感じます。前頭部に腫れた感じがあり、この時、手の震えも激しくなります。

日頃から上半身は暑がりで疲れやすく、イライラしがちです。下半身は冷え症で、貧血傾向にあります。高血圧症で尿の出が悪く、朝と夕方にむくみを感じ、そのくせのどが渇き、よくお茶を飲みます。汗が冷えて風邪をひきやすく、アレルギー体質です。肩こりがあり、目が疲れてかすんでくると気持ちが悪くなるといいます。

肝臓の「氣《き》」を流す「逍遥散《しょうようさん》」と、「氣《き》」の流れを改善し、頭部に滞った水分を流す「半夏《はんげ》厚朴湯《こうぼくとう》」を服用してもらいました。三カ月後の定期検査で長年続いたホルモン剤が半分に減り、その後の検査でもホルモン剤がいらなくなり、血圧も安定したと嬉しそうに話していました。

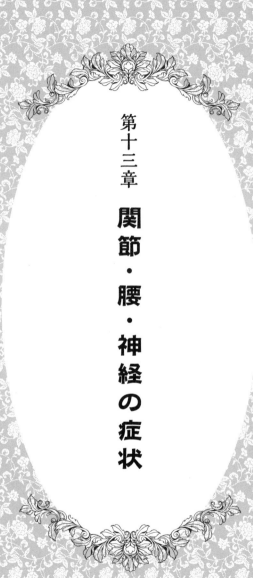

第十三章

関節・腰・神経の症状

【頸】 頸肩腕《けいけんわん》症候群

寒さが増して重いコートを羽織る時期は、筋肉が縮こまり、普段から肩こりを感じやすい人にとってはつらい季節です。肩こりも寝不足や疲れ、ストレス、天候や寒暖の差に影響を受け、健康のバロメーターとして重要な証候です。この肩こりも重症になると、上腕の痛みや腕のしびれ、ひいては頭痛や吐き気にまで発展します。

四十四歳の女性の場合は、かなり重症でした。見るからに首筋から肩にかけて盛り上がり、岩のようです。後頭部から背中にかけて疼痛《とうつう》があり、第一指から三指のしびれと手首の痛みを伴い、姿勢まで悪くなってしまいました。

肩こりは若い時からの持病ですが、首筋から肩にかけて腫れてきたのは十年くらい前からです。手に症状が現われ出したのが三、四年前です。基本的に一日中痛みを感じていますが、寝不足や過労によって、腫れている部分は麻痺して、吐き気を伴うめまいが発現します。この時は湿布で冷やすと、多少気持ちが良く、休むと楽になります。

そこで、三人の子育てによる長年の疲れを取り除き、腎《じん》からの水分代謝を改善し、「陰分《いんぶん》」を補う「知柏地黄丸《ちばくぢおうがん》」を服用してもらいました。二カ月間の服用で首筋の腫れがだいぶすっきりとし、自覚症状が半減したので、現在も継続して服用しています。

【肋間】冷えによる肋間神経痛《ろっかんしんけいつう》

紅葉の季節を迎え、冬の気配を感じるようになると、ますます冷えの疾病が増えてきます。「肋間神経痛《ろっかんしんけいつう》」もその一つで、胸部肋間や腹部の限られた部分に痛みを生じます。冷えが原因で起きた場合には、さすったりマッサージによって楽になる「喜按《きあん》」と、患部を触ると嫌がる「拒按《きょあん》」に分けられます。

「喜按《きあん》」を伴うほか、もともと冷え症で冷たいものの飲食で下痢をしやすく、冷房や寒い場所にいると眠くなり、冷えによって痛みが増し、温めると痛みが緩和する人は、「桂枝人参湯《けいしにんじんとう》」を使います。軽い冷えで発症することが多く、慢性的に経過します。

一方、「拒按《きょあん》」を伴うほか、風呂や暖房によって痛みはわずかに緩和しますが、普段は冷えを感じにくく、冷たいもののとり過ぎや、寒い場所で身体が冷えて発症した人は、「安中散《あんちゅうさん》」が良いでしょう。

また冷えが原因ではなく、ストレスで起こる場合もあります。普段からイライラして怒りっぽく、腹部が張って苦しく、ゲップやおならが多く、イライラすると痛みが増す人は、「加味《かみ》逍遥散《しょうようさん》」を服用すると良いでしょう。胸部の痛みは、胃の疾患や心臓疾患も考えられるので、医師の十分な診断も必要になります。

【肋間】ストレスによる肋間神経痛《ろっかんしんけいつう》

当薬局に来店する患者さんは、複雑に病症《びょうしょう》が絡み合っている場合が多く、複数の西洋医学的病名を持ち、あちこちの病院に通っています。

この六十二歳になる女性も例外ではなく、十年以上前に糖尿病と不整脈と診断されました。四年前からコレステロールと中性脂肪が高くなり、二年前からさらにリウマチにかかり来店しました。リウマチは治療の甲斐があり、現在では炎症反応も〇・四で、痛みがほとんどなくなり、わずかに朝の手のこわばりを残すのみとなりました。

この女性は一カ月前に突然激しい胸痛に見舞われ、病院では現在ある病気によるものではなく、単なる肋間神経痛《ろっかんしんけいつう》と診断されました。日頃から冷え症で食は細く、汗をかきやすく、時に寝汗もかくといいます。疲れやすいといいながらも、お茶の先生のほかに忙しい日々を送っています。本人に疲れの意識はありませんが、ご主人とのいさかいの後に肋間神経痛《ろっかんしんけいつう》を発症したと、いつもは温厚な奥様が口角泡を飛ばさんばかりに語っていました。冷えかストレスかで悩みましたが、ご主人へのストレスと考え、肝《かん》の「氣《き》」を下げ、「氣《き》」の滞りを促して痛みを緩和する「加味逍遥散《かみしょうようさん》」を服用してもらいました。三日もすると楽になったと報告がありました。

【肩】五十肩

中高年から老年になり、いつもと同じ朝を迎え、上着に手を通そうとした時。女性ではワンピースのホックを閉めようとした時。突然、肩にズキンとした痛みを感じて以来、腕が前も後ろも一定の所までしか上がらなくなった。不注意に腕を上げたり、後ろのものを取ろうとすると、再びズキンという痛みを感じる……。

このように五十肩は、疼痛《とうつう》と運動制限を伴い、軽度の場合は時間が経てば自然治癒しますが、重症の場合は数カ月にわたり苦しむことがあります。日中の痛みは軽度で我慢できますが、夜になると、痛みが激烈となり、寝返りをうつ度に目を覚ます羽目になります。痛みは上腕から肘、手まで及ぶことがあり、慢性化すると筋肉が萎縮して強ばり、関節に石灰が沈着する場合もあります。

肩に寒冷感があり、湿気や冷えによって疼痛《とうつう》が増強し、温めると楽になるものには、経絡に侵入した冷えや湿気を追い出し、患部を温める「五積散《ごしゃくさん》」。痛みが突然に起き、腕のあちこちに移動するものには「烏薬順気散《うやくじゅんきさん》」。腕が重く感じ、肩から抜けるように重苦しいものには「二朮湯《にじゅつとう》」。疼痛《とうつう》は軽度で、しびれ感を伴うものには「黄耆桂枝五物湯《おうぎけいしごもつとう》」を用います。

【手首】腱鞘炎《けんしょうえん》

「腱鞘炎《けんしょうえん》」は、主に手の使い過ぎで起こり、手首を中心に肘から親指にかけて痛みはじめます。ひどい時には肩まで違和感を覚えることがあり、手を三角巾で吊り、ギプスさながらの当て木をして来店する人もいます。

普段と違い、編み物に熱中し過ぎたり、赤ちゃんを抱き過ぎたなどの場合は、経絡の「氣《き》」「血《けつ》」を補う「十全大補湯《じゅうぜんだいほとう》」が良いでしょう。スポーツや力仕事で手首に負担をかけ過ぎた時などは、手に灼熱感を伴う場合が多く、患部の温熱を取り去る「三妙散《さんみょうさん》」を使用します。

長期にわたってジワジワ来る疲れの場合、患者に疲れの意識はないことが多く、問診に手間取ることもあります。この痛みには、身体の虚労を治す「小建中湯《しょうけんちゅうとう》」を服用すると良いでしょう。手首に体重をかけ過ぎた、または打撲後に発現し、いつまでも腫《は》れがひかず、内出血のため患部に青紫色を呈する時には、経絡上の「瘀血《おけつ》」を取り去り、血《けつ》の流れを改善する「桃紅《とうこう》四物湯《しもつとう》」を使用します。経絡に「風《ふう》」「寒《かん》」「湿《しつ》」が侵入し、遊走性の痛みを伴う場合は「防風《ぼうふう》湯《とう》」、患部は重だるく痛み、むくみがある場合は「羌活勝湿湯《きょうかつしょうしつとう》」などを服用すると良いでしょう。

【腰】体質別にみる腰痛

腰痛は、急性のものと慢性のものとがあり、急性腰痛には身体の中に余分な「病邪《びょうじゃ》」が侵入した状態「実証《じっしょう》」が多く、慢性腰痛には身体に必要なものが不足した状態「虚証《きょしょう》」が多くなります。急性腰痛は長期間続いて慢性化すると、腎《じん》の活動の不足「腎虚《じんきょ》」に陥ります。逆に、もともと「腎虚《じんきょ》」のある人は、病邪《びょうじゃ》の侵入を受けやすくなります。

病邪の中には「寒湿《かんしつ》の邪《じゃ》」という概念があり、患部はまるで水中に座っているかのように冷え、特に朝に重苦しく痛みます。冷える日や曇りの日、雨天時に、より悪化し、静かに寝ていても軽減せず、温めると楽になるというような特徴があり、「苓姜朮甘湯《りょうきょうじゅつかんとう》」を服用します。この証の腰痛が慢性化し、夕方に疲れてくると痛みが増すものに「独活寄生湯《どっかつきせいとう》」を使用します。

一方、長期間にわたる過度の労働や、無理な姿勢、特に立ったまま、腰を屈曲したままなどの同一姿勢の持続で発生する腰痛、生活の不摂生、過度の性生活が原因で起きる腰痛を「腎虚《じんきょ》腰痛」と呼びます。鈍痛が慢性的に持続し、休むと痛みは軽減し、足や腰がだるく、足に力が入らないのを特徴としています。さらに手足が冷える人には「八味丸加減《はちみがんかげん》」、温かい人は「六味丸《ろくみがん》」などを服用すると良いでしょう。

【腰】冷房による腰痛

六十二歳になる男性は、若い時から腰痛持ちですが、毎年夏になると、足が棒のように重だるくなり、腰痛が悪化するといいます。オフィスの冷房は高めに設定され、動くとちょっと汗ばむくらいですが、じっとコンピューターに向かっていると下半身が寒々としてきます。朝は足が少しむくみ、寝汗を毎日かくそうです。椅子にじっと座っていると、腰が苦しくなり、置き所が無くなりますが、ひじ掛けを利用し、腰を上げると少し楽になるそうです。小便は近い方ですが、今はそれほどでもありません。朝、靴下を履く時、手で足を引き寄せて悪戦苦闘して履くそうです。

今回の冷房による腰痛には、腎《じん》を温めて水分の停滞を改善する「真武湯《しんぶとう》」と、経絡に停滞した「寒邪《かんじゃ》」と「湿邪《しつじゃ》」を追い払う「苓姜朮甘湯《りょうきょうじゅつかんとう》」とを併せて服用してもらいました。一週間後には、だいぶ楽になり、いつもの腰の調子を取り戻したといいます。

また、若い時からの腰痛を取り除くために、「氣《き》」と「血《けつ》」を補い、「寒邪《かんじゃ》」と「湿邪《しつじゃ》」を取り除く「独活寄生湯《どっかつきせいとう》」と、腎《じん》を温め、長生きに必要な高貴薬の「鹿茸《ろくじょう》」の製剤を二つ併せて現在も服用中です。「若い時からの腰痛を治すには長期戦になる」と話すと、意欲を燃やしていました。

【腰】湿気による腰痛

十二月。寒暖の差や湿気の有無など、気候の目まぐるしい変化に身体も付いていくのがやっとです。この時期に多くなるのが痛み全般の相談です。

四十二歳の男性は始終忙しい人で、最近は特に忙しさに拍車がかかり、寝不足と疲れが重なっていました。今まで筋肉痛程度の腰痛はたまにありましたが、今回のように一カ月も長引くことはありませんでした。疲れると汗をかきやすく、もともと水分をとる方です。身体に冷えはなく、カイロで温めても、湿布で冷やしても、気持ち良くありません。湯船に浸かっている時は多少楽なものの、風呂から上がると痛みはすぐにぶり返します。患部は重苦しく、動いた時や力を加えた時には痛み、腰を伸ばそうとしても伸びず、曲げた状態で歩いていました。腰から下の筋肉が緊張していて、右のふくらはぎがよく引きつります。朝起きるのがつらく、痛みがあって少しずつしか歩けない状態でした。

この人は、腎《じん》の「氣《き》」の不足は少なく、「寒邪《かんじゃ》」の侵入もわずかでした。腰部を通る経絡に「湿邪《しつじゃ》」が侵入して起きた腰痛と考えて、「胃苓湯《いれいとう》」を服用してもらいました。一週間で楽になり、「この漢方薬を服用したら身体が軽くなったような気がする」と、現在も服用を続けています。これは体内と体外から侵入した水分代謝異常が改善したためです。

【腰】悪天候による腰痛

腰痛の漢方薬の一つに「五積散《ごしゃくさん》」という処方があります。この処方の薬味は、十六種もの生薬から構成され、腰痛・神経痛のほかに感冒、胃腸病、婦人病、クーラー病などにも幅広く使用されます。中心になる生薬は「蒼朮《そうじゅつ》」「陳皮《ちんぴ》」「厚朴《こうぼく》」「甘草《かんぞう》」で、主な薬効は、脾《ひ》を健やかにして身体の表面を温め、体内の「湿《しつ》」を取り去ることです。

二十三歳男性は、一年前から首に寝違えのような痛みと、左側腰部に重苦しさを伴う痛みを感じ出し、痛みで脊椎が湾曲してしまいました。天気が悪い日や寒い日に悪化し、患部を冷やしたり揉んだりしてもあまり気持ち良いとはいえません。痛みは朝から午前中まで続き、夕方になると再び痛くなります。電車で三十分くらい立っていると、腰から下腹部まで重苦しく、ひどい時には吐き気がしてきます。風呂に入ると、痛みは軽減します。両足は冷える方で、特に左足の冷えがきつく、外気温が低下してくると小便が近くなります。

「五積散《ごしゃくさん》」を服用後、ほぼ一カ月で胃の気持ち悪さは消え、腰の痛みも半減したといいます。重苦しさと冷えが残ったので、さらに「苓姜朮甘湯《りょうきょうじゅつかんとう》」を加えて一カ月で完治しました。

また、五十五歳の男性はある三月の朝、歯磨きをしていると、突然腰に重だるさを感じ、痛み出してきたそうです。その日は湿布を貼り、会社を休んで様子をみましたが、痛みは徐々に強くなり、発症四日目に来店しました。

腰痛になると、普通考えることは整形外科に行くか、接骨院へ行くか、鍼灸へ行くかでしょう。実際に、いろいろ試してから当薬局に来店する人が多く、ほとんどは数カ月から一年くらい経過しているため、病態が慢性化してしまっています。

この人のように、突然重だるさを伴う痛みが発症する腰痛は、自然界の湿気と冷えが関与している病症で「寒湿《かんしつ》の邪《じゃ》」と呼んでいます。「湿邪《しつじゃ》」が関与している場合は、患部に「湿《しつ》」が停滞しており、整形外科や鍼灸へ行ってもなかなか消えません。腰椎のレントゲンを撮って、安心感を得ることも大切ですが、鎮痛剤は効いてくれません。湿布をするとそこに汗をかき、さらに湿気を呼んでしまうので、楽にはなりますが、良くはなりません。身体に必要のないものが経絡に入り込んだ場合は、マッサージをしても、楽になるどころか、むしろ悪化します。

このように「寒湿《かんしつ》の邪《じゃ》」を追い出す場合にも、「苓姜朮甘湯《りょうきょうじゅつかんとう》」が有効です。別名「腎着湯《じんちゃくとう》」とも呼ばれます。この人は、翌日から出社したそうです。

【腰】 腰部脊椎管狭窄症《ようぶせきついかんきょうさくしょう》

七十二歳の男性は、「腰部脊椎管狭窄症《ようぶせきついかんきょうさくしょう》」を発症して半年後に来店しました。当時はブロック注射で治療していましたが、なかなか効果が出ないとのことでした。

激しいぎっくり腰をした十年前から、しばしば腰痛を感じていました。動いていると何かで刺されているように痛み、休むと楽になります。寝返りを打つ時にも痛みを感じます。左側の臀部《でんぶ》から太腿《だいたい》部後方にかけてしびれ、最近は一〇〇mほど歩くだけで激しい痛みを感じるようになってきました。寝ているとしびれは感じませんが、立つとすぐにしびれ出し、だんだん痛みに移行してきます。左に体重をかけると悪化し、特に天気が悪い日や、朝寒い時に調子が悪いそうです。

この人には、腎《じん》の活力を益《ま》し、骨の強化を図る「海馬補腎丸《かいまほじんがん》」を服用してもらいました。一カ月もすると、症状は半分以下になり、上機嫌で来店しました。

【坐骨】夕方に悪化する坐骨神経痛

立夏が過ぎたとはいえ、寒暖の差は依然と厳しく、湿気が多くなり、梅雨の準備を始める時期は、腰痛・神経痛の人からの相談が増加します。

五十八歳の女性は、臀部《でんぶ》より大腿《だいたい》部後方にかけての鈍痛と、腓腹筋《ひふくきん》をつかまれるような痛みで四月に来店しました。年末から発症し、病院では「坐骨神経痛」と診断されました。正月は出歩くことが少なく、痛みはありませんでしたが、二月になると冠婚葬祭などが重なり、多忙な日々が続いており、ある日、駅から帰宅する途中、突然ふくらはぎを鈍器で殴られたような痛みに襲われ、歩けなくなりました。家族に支えられながらやっと帰宅したそうです。

その後、午前中は痛みが少なく、午後になると段々に痛み出し、夕方には足を引きずるようになります。夕食の用意をしている時、痛みは最高潮に達し、二十分くらい座って、さすると軽減し、またしばらく働けます。寝不足をすると痛みが激しく、休息時と入浴時には調子が良いそうです。寝る前にはしびれなのか、痛みなのか分からない状態が続きます。夜間の小便は、ここ数週間で一、二回増え、小便に起きる時に痛みます。

この人には腎《じん》の「陽氣《ようき》」を増す「金匱腎気丸《きんきじんきがん》」と、「氣《き》」「血《けつ》」を補う「十全大補湯《じゅうぜんだいほとう》」を併せて服用してもらいました。あら不思議、二カ月半の苦しみは数日で消え、女性はキツネにつままれたような顔をしています。

【坐骨】寒さと湿気による坐骨神経痛

仕事のほかに母の看病で大変忙しい中、一月に風邪をひいたという五十五歳の女性。風邪が治った直後の二月、氷雨の降る夕方に、バス停で臀部《でんぶ》の左側から膝の後ろにかけて、突然、ピリッと痛みが走ったそうです。一カ月後には激痛になり、腰が曲がって膝をまっすぐ伸ばせなくなりました。左膝の側面から足首にかけてビリビリ痛み、足裏も腫れて痛みます。「このまま歩けなくなってしまうかも」と不安になって来店しました。

夜間には痛みで起きてしまうほどで、早朝も痛みますが、しばらくすると楽になり、少しは動けるようになるそうです。夕方には再び痛みで動けなくなり、風呂に入ると楽になりますが、すぐに痛みがぶり返します。接骨院では、二時間くらい歩くようにいわれ、涙が出るほどつらかったけれど、足を引きずりながら歩いたそうです。

常に重苦しさを伴う痛みと、左足全体が冷たいことから、バスを待っている時、経絡上に「寒邪《かんじゃ》」と「湿邪《しつじゃ》」が侵入したと考えられます。また、夕方に症状が悪化するのは、ハードな生活を続け、さらに二時間も歩いたことで、腎《じん》の活力を失い、「腎虚《じんきょ》」を起こしていたためです。結果、腰が曲がり、膝が伸びなくなっています。そこで、「寒湿《かんしつ》の邪《じゃ》」を追い出すために「苓姜朮甘湯《りょうきょうじゅつかんとう》」と、腎《じん》に活力を与えるために「金匱腎気丸《きんきじんきがん》」を服用してもらいました。

さて、話は変わり、雪かきに夢中になった六十四歳の男性は、作業終了後に一息ついていると、普段からの持病の腰痛が悪化し、右足に走るような痛みを感じました。二回にわたって記録的な大雪が関東を襲った二〇一四年二月のことです。

「少し度が過ぎたが、そのうちに治るだろう」と、放っておくと、翌日からは車のアクセルを踏めないくらいの痛みになりました。三月中旬を過ぎても、一向に良くなることはなく、相談に来ました。

これは、身体が冷え、筋肉を過度に使ったことで、「氣《き》」と「血《けつ》」が不足し、さらに坐骨神経に沿った経絡に冷えが加わって起きた症状です。

そこで、経絡を温める「桂枝加朮附湯《けいしかじゅつぶとう》」と「十全大補湯《じゅうぜんだいほとう》」を服用してもらうと、一カ月位で徐々に改善していきました。現在も軽く痛む時があるため、服用を続けています。

【坐骨】あきらめかけていた坐骨神経痛

六十八歳の女性は一年前から「坐骨神経痛」にかかり、苦しんでいました。立ち上がると痛み出し、一〇〇mほど歩くと、筋肉がピクピク動き、つらくて歩けなくなりますが、少し休むと楽になるといいます。天気が悪いと悪化し、皮膚表面がしびれます。

漢方界では、身体に十二の「経絡《けいらく》」というものが走行し、経路中に冷えや「風邪《ふうじゃ》」などの「邪気《じゃき》」が侵入することで坐骨神経痛が起こると考えます。疲れや寝不足、ストレスにより「精氣《せいき》」が不足すると、身体に「邪実《じゃじつ》」が入りやすくなります。

この病症には、身体の「氣《き》」を補って疲れを取り去り、肝《かん》と腎《じん》の「陰虚《いんきょ》」と、血液の不足を補います。さらに、血流を良くし、筋と骨を養い、強化する「独活寄生湯《どっかつきせいとう》」を十日間服用してもらいました。すると、痛みが軽くなり、「足がこんなに動くようになるとは」と喜んでいました。ただし、症状の重さやタイプによって改善には個人差があるので、焦らず治していきましょう。

【坐骨】長引く坐骨神経痛

六十五歳になる女性は、三、四年前の二月、突然左足に力が入らなくなり、小指と親指が勝手にピクピク動くようになりました。一週間ほどすると症状は悪化し、太腿の後ろ側から下腿にかけて痛むようになりました。病院では「坐骨神経痛」といわれ、薬を服用したものの、さらに悪化し、腸骨から股関節にかけて痛みが広がり、横になることが多くなりました。通院は続けていますが、友人からの紹介で来店しました。一般的には、発症が三、四年も前からの場合、病症が複雑に絡み合い、症状の改善には時間が掛かります。おまけに六年前に軽い脳梗塞になったといいます。

この女性の場合は、「氣《き》」「血《けつ》」を補い、「痰《たん》」「寒《かん》」「食滞《しょくたい》」を取り除く「五積散《ごしゃくさん》」を基本方剤とし、加減していきます。汗をかきやすく、「氣《き》」の不足が著しいため、「麻黄《まおう》」と「蒼朮《そうじゅつ》」「枳殻《きこく》」「陳皮《ちんぴ》」を取り去り、「人参《にんじん》」「白朮《びゃくじゅつ》」のほか、冷えが強いので、「加工附子《かこうぶし》」も加えて服用してもらいました。一カ月で少し良くなり、二カ月で痛みは消失し、指のビクつきだけが残りました。さらに「四物湯《しもつとう》」を加え、現在も服用中です。「もっと早く来れば、あんなに苦しむことはなかったのに」と反省されています。

【膝】膝の腫れ

七十二歳の男性は、何をしたわけでもなく突然、右膝のお皿の上がこんもりと山のように脹れ出してきました。腫れは五㎝ぐらいの高さで、頂点は尖《とが》っていました。「放っておけばそのうち良くなるだろう」と様子をみていたそうです。

しかし、夕方になると、わずかな痛みを感じますが、右膝に水の入った袋を付けているように朝から重だるく曲げられません。三カ月経っても腫れに変化が無く、患部はわずかに赤く、ほんのりと熱感があります。

この病症は、膝に「風邪《ふうじゃ》」と「湿邪《しつじゃ》」が侵入して、発症します。そこで、これらを取り去る「麻杏薏甘湯《まきょうよくかんとう》」に、もともと糖尿病と「氣《き》」の不足があるため、さらに「氣《き》」を補う「黄耆《おうぎ》」を加えて服用してもらいました。二週間で山の頂点に丸みが出てきました。さらに二週間の服用で腫れが半分くらいになってきて、楽になったと喜んでいます。

【膝】膝の痛み

七十四歳になる女性は、十五年前にリウマチ熱で膝に炎症を起こし、四カ月間入院しました。痛みは緩和したものの、左足を引きずるようになり、一年前の七月には左膝が突然腫れ出して、再び歩けなくなりました。整形外科で水を二〇〇㎖抜くと、その場は楽になりましたが、徐々に腫れが戻り、九月には同量の水を、十月には八〇㎖を二回抜きました。その頃から右膝も腫れて痛み出したので、相談に来ました。

一般に「防己黄耆湯《ぼういおうぎとう》」は汗かきで、その汗が冷えて悪風し、小便の出が悪く、身体が重だるく感じる人に服用してもらう漢方薬です。「氣《き》」を補い、水分代謝を改善する効果があります。この女性の場合は、二週間服用後は水を抜くこともなくなり、膝の腫れは消えました。その後一カ月経過すると、以前より元氣が出て、両膝の痛みも消えたそうです。三カ月後には、近所の人に「右脚を引きずらなくなったじゃない」といわれるまで回復しました。

最初の問診で小便について聞いたところ、普通であると答え、本人に小便不利という感覚はほとんどありません。この人に限らず、漢方的病症に自覚がないことは日常茶飯事です。わずかな体質の違いによって漢方薬は違うので、専門家に相談しましょう。

【膝】水がたまる膝の痛み

鬱陶しい梅雨は、健康な人でも身体全体や腰部、そして下半身が重だるい、いつでも眠たいなど、どことなく体調が優れないものです。特に腰痛、膝関節痛、神経痛を持つ人は具合が悪くなったり、新たに発病したりする時期です。このような現象は、漢方では「湿邪《しつじゃ》」という概念に基づくものです。

人間の身体は自然界の現象に大きく影響され、自分の生まれ持った体質や、疲れなどと相まって病気を引き起こします。「膝《ひざ》に水が溜まりやすい」という症状も「湿邪《しつじゃ》」が関係することの多い病気です。

五十二歳の主婦は三カ月前から、右膝が腫れて痛み出しました。病院へ行くと、注射で水を抜き、すぐに楽になりましたが、三日もすると、再び腫れて痛み出しました。「注射は痛いし、このまま膝の水を抜き続けても、治らない気がする」と不安な様子でした。患部はわずかに赤味と熱感を持ち、明らかに水を持って腫れ上がり、夕方になると悪化してきます。

この人には表熱《ひょうねつ》を取り去り、「水《すい》」のめぐりを改善する「麻杏薏甘湯《まきょうよくかんとう》」を服用してもらったところ、すぐに症状は軽減し、予防のためにと現在も服用しています。

【膝】膝の裏の痛み

寒さが増す時期になると、筋肉や関節の緊張が高まってきます。七十歳の女性は、医師に三カ月間かかった後の三月に来店しました。歩いて、五分くらいすると膝の後ろだけが痛み出してきたそうです。二十分くらい経つと、地面に足を着く時に激痛があり、休まずにはいられません。五分ほど道端で休むと、また歩けるようになりますが、移動に普段の倍の時間がかかってしまいます。この一～二年、ご主人の具合が悪く、毎日のように病院通いをしており、またご主人へのストレスもあって、苛立つことも多かったといいます。

そのほか目がかすむ、爪に艶が無くなる、身体の筋肉が固くなり、夜寝ていると、こむら返りを起こすなどの症状がありました。

この病因は二つあり、その一つは慢性的な身体の使い過ぎで、「陰分《いんぶん》」が消耗したためです。もう一つは、『肝は血《けつ》を蔵《ぞう》す』という言葉があり、肝臓からめぐってくる「血《けつ》」が不足し、筋肉に栄養を送れなくなったためです。

この人には煎じ薬の「神応養真丹《しんのうようしんたん》」を服用してもらいました。二週間もすると痛みは取れ、膝の裏の引きつれだけになり、一カ月でほぼ以前のように歩けるようになりました。現在も忙しい日々が続いているので、予防のために一日二回の服用を続けています。

【膝】膝関節炎

五十八歳の男性は体重が七五kgの小太りです。足はやや細く上半身は太めで、いかにも膝《ひざ》に負担がかかりそうな体形です。今までの仕事を引退し、自転車で走り回る職業を気楽にやろうと、転職したのが半年前のことでした。三カ月前から左膝に痛みを感じるようになり、そのうち治るだろうと放っておくと、痛みは徐々に増し、関節は水を持ち、腫れ出しました。実は十年前にも同じ思いをして、病院で膝から水を三回も抜きましたが、水を抜くと癖になるので漢方薬で治すようにという友人の勧めで来店しました。

観察してみると、十年前と同じように患部にわずかに熱感があり、普段は重だるく痛み、ブヨブヨと腫れて水を持っています。正座ができず、立つ時と歩き始める時、また歩いていると、ある方向でズキンと痛みを感じ、足を引きずるようになったそうです。曇天時や雨の日には、重だるさが激しくなり、晴天時や風呂に入っても楽になるとは思えません。湿布をすると、ヒヤッとして気持ちが良いそうです。

今回も前と同じと判断し、膝の炎症を改善し、滑液の代謝を促進させ、足の経絡の流れを良くする「麻杏薏甘湯《まきょうよくかんとう》」を服用してもらうと、日に日に膝関節の水が引き、二週間で痛みもなくなりました。前回のように半年も苦しまなくて良かったと喜んでいました。

【膝】 変形性膝関節症

七十四歳の女性は、四、五年前から右膝が腫れて痛み出しました。近くの医者で、三〇㎖程の水を四回にわたって抜くと、完全ではありませんが痛みが軽減し、歩けるようになりました。二、三年前には、今度は階段を上ろうとした時、左膝がガクッとして痛み出しました。痛み止めと炎症止めで軽減したものの、右膝に軽度の痛みを残したまま、左足を引きずるようになりました。

一年前の十二月に墓参りで坂を上っている時、以前水を抜いた右の膝に、後ろに倒れてしまうほどの激痛を感じました。翌日から病院で半年間治療を続けましたが、一向に効果は上がらず、手術をしないと車椅子になるといわれました。親戚の勧めで漢方治療を考え、家族に抱えられて車で来店しました。両膝の包帯と湿布を取ると、右膝の内側に熱を持ち、長年の関節痛で両膝の変形がみられました。じっとしていても痛みがあり、夜眠っている時も痛みを忘れることができません。トイレに行くこともできず、尿瓶で尿を取る始末でした。

この女性には膝の熱を取り、「瘀血《おけつ》」を取り去る「疎経活血湯《そけいかっけつとう》」を一カ月分処方しました。服用二週間くらいで痛みは軽減し、何とか歩けるようになり、車から一人で降りられるようになりました。三カ月の服用で、付き添いなしで電車で来店しています。

【足】足のつり

八十歳の男性はゴルフが好きで二週間に一度のペースでコースに出ますが、五年ほど前から、ふくらはぎが痛くてつり、時には途中でプレーを中止するようになったそうです。貧血の薬を長年服用しており、医師は「芍薬甘草湯《しゃくやくかんぞうとう》」を出してくれました。しかし、これといった効果は感じられないとのことです。

足のつりは、いわゆる「こむら返り」と呼ばれるものです。四十代くらいまでの一般的な足のつりには「芍薬甘草湯《しゃくやくかんぞうとう》」もよく効きます。しかし、五十代で症状が頻繁に起きるような場合は、さまざまな要因が複雑に絡み合っていることが多いようです。

普通は運動量に比例して、各筋肉の血液量も増加します。しかし、筋肉に血液が行き届かなくなった時、筋肉が悲鳴をあげる、これが「こむら返り」です。残念ながら、筋肉の能力は年代により差があります。その要因は冷え、過度な運動、寝不足、心臓が送る血液量の不足、血液の滞り、腎臓の「氣《き》」の不足などです。この男性には、正常血液を増加する「帰脾湯《きひとう》」と、腎《じん》の冷えを改善する「鹿茸《ろくじょう》エキス」を処方しました。服用した翌日のゴルフは、足の痛みが出なかったそうです。

【足】かかとの痛み

四十七歳の男性は、ここ一年くらい非常に忙しく、一カ月くらい前から右のかかとが痛くなりました。若い時から、足に負担の掛かる仕事をしており、今は歩くだけで痛みを感じるようになったそうです。整形外科に行くと、足底骨の一部が出ているので、手術でその出っ張りを削らなければ痛みは取れないといわれました。また、十年前からアルコール性肝炎を患っています。

日常の体質について聞いてみると、朝起きた時から疲れていて、寝相が悪く、午後になると身体が熱くなります。のどが乾燥し、水分をよくとり、たまに寝汗をかく。朝の小便は濃く、たまに茶色に近い。大便は毎日するが、硬い便が出る。顔が赤く、目がかすみ、時にふらつくこともあるとのことでした。

これらの体質は、腎《じん》に疲労が蓄積し、身体を冷やす力が低下し、熱がこもった状態です。簡単に言うと、身体がオーバーヒートを起こしている状態です。そこで、腎《じん》の「陰分《いんぶん》」を補い、身体を冷やす能力を増す「知柏地黄丸《ちばくぢおうがん》」を服用してもらいました。一カ月後、歩くことに支障がなくなり、二カ月目には、時々かかとの痛みを感じる程度になりました。三カ月もすると、骨の出っ張りもあまり気にならなくなり、体調も良く仕事に集中できるようになったそうです。

【リウマチ】慢性関節リウマチ

同じ病気でも早く治るものと、そうでないものがあります。漢方的病症の観察力によって、それは決定されます。患者自身が漢方家に、良好条件と悪化条件を適切に伝えられた時、病気は驚くほど早く治癒する場合があります。しかし、一般的な治療の場においては、このようなケースは少なく、不必要な情報に右往左往するのが現実です。一方、漢方家も患者の情報をうまく引き出せた時、その病気は治癒の方向へ向かっていきます。慢性病では、特に病症《びょうしょう》が複雑に絡み合っているため、治癒に時間のかかる場合があります。

六十三歳の女性は二十年前に糖尿病と診断され、十五年前には心筋梗塞を経験し、現在も不整脈が出ています。リウマチによる関節の痛みは、三カ月くらいで半分以下になっていましたが、身体全体をみながら治療を進めなくてはなりませんでした。

家族の冠婚葬祭や稽古ごとで、多忙な毎日を送っていた一年前の秋口のこと。朝起きると手指全体がこわばり、動かなくなりました。あわてて整形外科に行くと、検査をされ、リウマチと診断されました。それから総合病院を経て大学病院を訪れましたが、痛みは改善するどころか、膝の関節、足首、甲へと広がっていったそうです。

幸い糖尿病の数値（Ａ１ｃ）は安定しているので、そのまま様子をみていき、病院から処方された七種類の薬と漢方薬の併用で治療は進められました。

痛みは一日中ですが、午前中と疲れてくる夕方四時頃に、特にひどくなります。朝起きてこわばりと痛みを我慢して台所に立つものの、包丁が持てず右手に包帯で結びつけて、おさんどんをするといいます。患部は淡紅色で腫れていて、指全体は外側にわずかに曲がってきていま す。前日に孫の世話や稽古ごとなどで疲れると、翌日の朝の痛みと腫れがひどくなります。そして、冷房で冷えると痛みが増し、洗面台にお湯を張って温めると楽になります。

疲れやすいのに頑張り屋で、夏場でも毛布を手放せないほど寒がりです。汗をかきやすく、寝汗もよくかくといいます。水分はほとんどとらない方で、食が細く、便通は三日に一度くらいです。朝方の尿はかなり濃く、その後は透明です。

そこで、脾《ひ》を健やかにして「氣《き》」を補い、身体全体に元氣を出してもらう目的で「参苓白朮散《じんりょうびゃくじゅつさん》」と、経絡上に侵入した「寒邪《かんじゃ》」を追い出すために「甘草附子湯《かんぞうぶしとう》」を同時に服用してもらいました。三カ月で痛みは半分くらいになり、整形外科の薬は服用していないといいます。現在は、朝の一、二分程度のこわばりだけになり、服用を続けています。

【リウマチ】リウマチのような痛み

五十三歳になる女性は夏の終わりから、手足の関節に痛みを感じていましたが、様子をみていました。しかし、一カ月後も痛みがひくどころか、朝に手全体がこわばり、雑巾を絞る時や包丁を使う時に関節が痛くて仕方ありません。病院へ行くと、「リウマチではないが、様子をみていく」といわれ、痛み止めをもらったそうです。鎮痛剤を飲むと、少し痛みは楽にはなりますが、炎症反応は変わりません。

リウマチでもリウマチ様症状でも、医者の薬と漢方薬を併用することで、苦痛は和らぎ、生活の質の向上、つまりＱＯＬは数段上がります。この人の場合は、まだリウマチではないので短期間に症状は改善することができますが、リウマチの場合は時間がかかります。

この年は異常な暑さを記録し、体力を消耗した人が少なくありません。体力の消耗とは「氣《き》」の不足で、「氣《き》」が不足すると「血《けつ》」が滞り、滞った場所で痛みが起きます。「氣《き》」と「血《けつ》」が滞ると「水《すい》」のめぐりも悪くなり、朝方のこわばりとなって現われます。身体全体の「氣《き》」と「血《けつ》」を補う「十全大補湯《じゅうぜんだいほとう》」と、腎《じん》を温めて水分代謝を促す「真武湯《しんぶとう》」を服用してもらいました。痛みは二週間で半減し、三週間目で鎮痛剤の服用をやめても平気になったそうです。

第十四章　癌と漢方

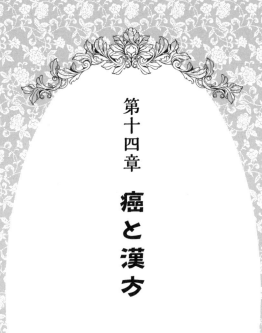

癌《がん》は治るのか？

「癌は治るのでしょうか」という質問をよく受けます。「癌は治らない病気ではない」というのが、正確な答えになるのでしょう。現代医学はもとより、現代中医学においても、癌に対する薬剤は、年々、発展を遂げています。これらは通信販売やインターネット販売などで売られ、ほとんどの人は個人輸入に頼っているようです。しかしながら、これらの治療および、薬剤はいずれも癌細胞だけに固執していて、癌になってしまった身体全体を見ていません。

漢方本来の姿は、人体をさまざまな要素が関連し合って構成された統一体としてとらえ、全体と部分および、部分と部分との間の関連性を重視しています。そして、臓と臓、体表と内臓、「氣《き》」と「血《けつ》」など、さまざまなものを相互の関連の中で把握し、局所の癌であっても、必ず全身との関連に基づいて、中医学的原因を弁別することが根本的な治療への道なのです。

つまり、生体の持つ生命力・抵抗力を最大限に引き出し、癌細胞の増殖に負けない免疫づくりこそが必要です。また、抗がん剤や放射線の副作用に対する体力づくりも忘れてはいけません。『邪《じゃ》の湊《あつま》るところ、その氣《き》は必ず虚《きょ》す』『正氣《せいき》内に存すれば、邪《じゃ》は独りにて干《おか》すべからず』と古人は指摘しています。「氣《き》と血《けつ》」「臓と腑」「表と裏」「陰と陽」の平衡状態の回復と、癌が身体を蝕む速度との競争に勝てば癌は治ります。

癌とアガリクス茸

癌細胞は一日六千個生まれているといわれますが、早期発見された時にはすでに十億個くらいになっているそうです。なぜ我々は癌にならないのでしょうか。それは癌免疫機能の働きによるものです。この西洋の考え方は、東洋医学でいう『未病を治す』という考え方に類似しています。品行方正な生活を営んでいれば良いのですが、日常はそうはいきません。食べ過ぎ、飲み過ぎ、肥満、たばこ、運動不足、運動過多、ストレス、寝不足、疲労など、日々の暮らしで、この因子に抵抗していくことはなかなか難しいのが現状です。

ところが近年、「アガリクス茸」が免疫力を活性化すると注目を集めています。アガリクス茸は癌に効くのでしょうか。アガリクス茸は癌細胞を直接攻撃するのではなく、癌免疫機構を活性化することにより、癌細胞が消えていくのです。その物質は「β―グルカン」というタンパク多糖体です。アガリクス茸により、見事癌との闘いから生還した人もいます。ところが、残念ながら免疫活性が間に合わない人もいます。β―グルカンの解析は、マイタケ・菌核菌・雷丸・オオチャワンタケ・カンジダ・霊芝《れいし》・ハナビラタケなどに及んでいます。キノコに癌免疫細胞活性作用があることは、東洋医学においては二千年前から知られています。しかし、現在の代替医療におけるβ―グルカンの究明は、二十世紀に入ってからです。

第十四章

癌に効果的な漢方

「アガリクス茸」よりも癌に効くものはないのでしょうか。アガリクス茸は現在いろいろなメーカーが発売しています。その品質もさまざまで、有効成分の「βーグルカン」の量もまちまちです。癌でお悩みの人は、ある程度の金額は覚悟された方が良いでしょう。最近ではβーグルカンの抗腫瘍成分は、さらに詳しく解析され、その成分によって効果に違いがあることが分かってきました。免疫力を高めて癌を予防する成分は、「β（1ー3）グルカン」です。残念ながらアガリクス茸にはこの成分は少なく、「ハナビラタケ」に多量に含まれています。

漢方の立場で考えると、キノコ類の中で「上品《じょうほん》」に君臨するのは、何と言っても「霊芝《れいし》」（マンネンタケ）です。中国や日本で昔から健康維持のために用いられています。「霊芝《れいし》」には、「紫芝《しし》」「赤芝《せきし》」「白芝《はくし》」「青芝《せいし》」「黄芝《おうし》」「黒芝《こくし》」があり、最も貴重なのは「赤芝《せきし》」とされています。現在は培養した霊芝《れいし》菌糸体のエキスでつくられた製品があり、免疫を高めて癌を防ぐ成分である「ヘテログルカン」が多量で、そして安定しているものが発売されています。β（1ー3）グルカンとヘテログルカンでは、免疫を活性化する作用機序が異なり、これを併用すると、アガリクス茸よりも効果的に大きな違いが出ます。つまり、アガリクス茸より効果を期待したい人には、「霊芝《れいし》」と「ハナビラタケ」の併用をお勧めします。

癌との闘い ―肺癌―

六十七歳の女性は、肺癌と医者から指摘され、手術するようにいわれましたが、手術は絶対したくないといいます。この相談を受けたのは八年前です。

相談を受けた時の一年ほど前から息切れがし、階段を上り終わると、軽い空咳が出ます。風邪をひきやすく、頭痛、目の奥の痛み、微熱が取れません。椅子を見るとすぐ座るようになり、汗をかき、疲れやすくなったそうです。食が細くなり、食欲にムラが出てきました。胸のあたりがモヤモヤする時もあります。二十年来、降圧剤を含め六種類の薬を服用しているので、高血圧のせいかと思っていたそうです。

そこで、「氣《き》」の不足を補う「補中益気湯《ほちゅうえっきとう》」と、肺《はい》を潤し、腎《じん》を強化する「八仙長寿丸《はっせんちょうじゅがん》」、癌免疫能を活性化する「ハナビラタケ」と「マンネンタケエキス」、そして「陰陽《いんよう》」のバランスを整え、身体の枯れを防ぐ「瓊玉膏《けいぎょくこう》」を服用してもらいました。

三年くらい経ったところ、肺の三分の一を侵している癌細胞はほとんど大きくなっていないとのこと。七十五歳を迎え、船旅が好きな彼女はこれが最後と三カ月、辻堂の地を離れました。その後、今度は半年間居なくなるからと、漢方薬を六カ月分購入し、元氣に四回目の世界旅行へと旅立っていきました。

癌との闘い　―大腸癌―

炊事や洗濯などによってできる頑固な手あれ「主婦湿疹」の漢方薬を処方している女性から相談されたのは六年前の春でした。ご主人が半年前、大腸にポリープが五個できているといわれたそうです。内視鏡により摘出した結果、三個から癌細胞が発見されました。医師からは、全部とったが、またできるといわれたそうです。その半年後、また三個できていると指摘されたため、奥さんが一人で来店しました。

そのうち一個はグローブのような形をしているので、間違いなく癌だといいます。しかし、ご主人は「たとえ内視鏡による手術でも、もう嫌だ」と手術どころか、当薬局への来店も拒んでいます。大腸癌の漢方薬といわれても何種類もあり、ご主人の体質を見ないと処方ができないと奥さんにいうと、肩を落として帰りました。聞くところによると、かなり頑固な人で、奥さんの言うことを全く聞かないそうです。

ご主人は、当時六十八歳で肉が好きで野菜嫌い、高タンパク、高脂肪、低食物繊維という大腸癌に多い食生活でした。大腸は盲腸と上行結腸、横行結腸、下行結腸、S状結腸、直腸からなり、肛門へとつながっています。大腸癌の七〇～八〇％は、S状結腸と直腸に発生しやすいといわれています。

奥さんの説得の甲斐もあり、数日後、ご主人が来店し、症状を聞くことができました。体調が良い時の便通は正常で、寝不足や力仕事をすると便秘がちになります。肉体疲労がひどい時は、排便後にポタポタと出血があり、便に血液が混じる時もあるといいます。肛門に痛みはありませんが、二、三カ月前から頻繁にこの症状が繰り返され、痔疾と思い、肛門科へ行ったそうです。

日本でも欧米型の食生活が多くなり、大腸癌は増加しています。大腸癌の初期は進行が緩やかで、浸潤や転移は比較的少ないのですが、特に直腸癌の場合は、自分で痔と決め込み、発見が遅れる傾向があります。また、切除の後、人工肛門になることが多いので、手術を拒否する人も少なくありません。肉食が多くなると、大腸に熱を持ちやすくなり、便秘になったり、便のにおいがきつくなったり、大腸の調和が悪くなります。

この男性は内視鏡による手術をしたということは、早期癌のたぐいであろうと推察しました。進行癌ならば、入院による手術あるいは化学療法や放射線療法がほどこされるはずです。そこで、大腸の「湿熱《しつねつ》」を取り去る「塊角丸《かいかくがん》」を服用してもらいました。服用後三カ月後、奥さんに連れられ、泣く泣く病院で検査をすると、見事にグローブ状の癌が消えていたそうです。それから五年、ポリープはたまに出るものの、元氣で「塊角丸《かいかくがん》」を飲んでいます。

癌との闘い　―悪性リンパ腫―

悪性リンパ腫と医師に勧告され、手術をした六十歳の男性。その後、腹部にもう一カ所リンパ腫が発見されました。抗がん剤で治療していますが、副作用で苦しみ、相談に来ました。

この男性は、一九九五年十月に手術をし、頸部のリンパ腫を摘出しました。その後、さまざまな事情が重なり、大学病院に転院しました。転院後、腹部に小さいリンパ腫が発見され、翌年二月に抗がん剤投与のため検査入院し、三月に退院しました。その症状は、首筋の熱感を伴う引きつるような痛みと、顔ののぼせと足の冷え、寝汗などです。そのほか、動悸がする時に脈拍が一〇〇以上になり、最高血圧が一〇〇以下に低下し、胸が苦しくなります。ふらつきと立ちくらみ、気分のふさぎ、不安感とイライラが伴います。食事も美味しく食べられず、おならとゲップがよく出ます。便が細切れになり、時に激しい下痢に襲われます。

また、胃の両側の筋肉が突っ張り痛いそうです。終始、身体がだるく、目が疲れてくると奥の方が痛くなります。これらの症状は夕方に悪化し、疲れてくると悪くなります。全身の血管に血液が流れると、ズズーと音がするので何とも気持ちが悪いとのことです。今まで半年間会社を休んだため、抗がん剤は通院で打つことにしました。一カ月に二週間、点滴に通い、残りの二週間は抗がん剤を休むという日々が半年間続きました。

半年間の抗がん剤が終了してから、肉体的にも精神的にも疲れ果てた様子で、髪の毛は薄くなり、目はくぼみ、身体の自由が利かず、歩くのもぎこちない。自分の症状を分析することにも疲れ、当薬局に来るなり、出るのはため息でした。

現在の症状を一つずつとらえて薬を合わせていくには、薬がいくつあっても追いつきません。身体全体の枯れを防ぎ、「陰分《いんぶん》」を補う「瓊玉膏《けいぎょくこう》」のほか、血液の循環と汚れを改善するために「熟田七《じゅくでんしち》」を服用してもらいました。さらに、身体の基本づくりと癌の再発防止のため、免疫力と抵抗力を活性化する「霊芝《れいし》」の菌糸体製剤を服用してもらいました。

あとは量を調整しながら、身体の症状に合わせた薬を服用していきます。首筋の熱感を伴う痛み、顔ののぼせと足の冷え、寝汗をよくかくという症状には「知柏地黄丸《ちばくぢおうがん》」。脈が速く、動悸がし、胸が苦しくなり、ふらつく時には煎じ薬の「括楼薤白半夏湯《かろがいはくはんげとう》」。食事が美味しく食べられず、便が細切れになり、時に激しい下痢に襲われる症状には、「補中益気湯《ほちゅうえっきとう》」を服用してもらっています。

「癌が消えた！」

九月に突然、腹部全体が張って苦しくなり、ゲップが出て、便秘をするようになったという七十八歳の女性。十月に病院に行くと、腹水が溜まっているといわれ、検査しながら一回目に五～六ℓ、二回目に一・八ℓ、三回目に一・六ℓの水を抜きました。「癌性の腹膜炎」と診断され、大学病院に転院しました。

この女性が最初に来店したのは、十月二十五日でした。原因が分からないため二十七日に婦人科の検査をするとのことでした。結果がはっきりするまで免疫力を向上する「霊芝《れいし》」の菌糸体と、活性酸素を除去する「白金・パラジウム製剤」を服用してもらいました。市民病院で左の卵巣が腫れているといわれましたが、十一月二日に大学病院でＭＲＩを受けた結果、腹膜に無数の癌があるとのことでした。十一月十日に再び九〇〇㎖の腹水を抜き、十一月十三日に今度はＰＥＴの検査をするとのこと。十一月十七日、さらに九〇〇㎖の腹水を抜き、卵巣・卵管にレベル５の悪性腫瘍があることが明らかになり、十一月二十二日に手術が決まりました。前日に五ℓの腹水を抜き、手術を行いましたが、癌が下腹部全体に広がっているため、そのまま閉じたとのこと。

そこで十一月二十三日より、脾《ひ》と腎《じん》を温め、腹水を取り除き、下腹部の全体の代謝を促す

「実脾飲《じっぴいん》」（煎じ薬）を服用してもらいました。

服用後、すぐに尿量が二〇〇〇㎖に増加し、腹部の張りが腹水を抜いた時のように楽になりました。二十一日後には六五kgだった体重が五七kgまで減り、ウエストも細くなってきているといいます。抗がん剤の副作用は、「霊芝《れいし》」の菌糸体と活性酸素を除去する「白金・パラジウム製剤」で十分予防できるので、医師の指示通り、抗がん剤治療ができると考えられます。

十二月十三日に三回目の抗がん剤を実施、さらに十二月二十日に四回目を実施した時は、食欲・尿量ともに正常で、自分で元氣に起き上れるようになりました。十二月二十五日にはウエストが一〇㎝、体重が五四kgに減り、ＭＲＩの結果、癌性腹膜炎は三分の一、腹水も三分の一に減っているとのこと。十二月三十一日には一時退院し、お正月は家族と一緒に迎えられることになったそうです。

余命三カ月といわれていた彼女ですが、漢方薬のおかげで、抗がん剤の副作用も髪の毛が多少薄くなったことと、ヘモグロビンが低下するだけで無事に過ごされています。正月早々の一月四日から、五回目の抗がん剤治療が始まりました。一時は六五kgあった体重が五一kgになり、一四kgの腹水が抜けたことになります。貧血がひどければ、輸血しながら抗がん剤治療をするところでしたが、今回も免れたそうです。

一月十一日より六回目の抗がん剤、十七日より七回目の抗がん剤。一月三十一日にはMRIの検査をし、二月三日にめでたく退院しました。二月の中旬に検査の結果を聞きに行くと、当時、癌の指標を表すCA19―9は、一〇〇〇近くあったものが一〇〇にまで落ち、散りばめたような腫瘍は全く無くなりました。膀胱の後ろにあった影も消え、当初十二回の抗がん剤の点滴も打ち切りになりました。尿も出て、食欲も正常とのこと。

十一月まで脾《ひ》と腎《じん》を温め、腹水を取り除き、下腹部の全体の代謝を促す「実脾飲《じっぴいん》」と「白金・パラジウム製剤」を減薬していこうと話し合いました。

寄稿文

志をともに 漢方の道へ

漢方の岩本薬局　岩本 純一

思えば三十数年前、若手の薬剤師数人で、「これからの薬局経営には漢方（東洋医学）を取り入れなければいけない。漢方を学ぼう」と、自然発生的に勉強会が開催され、毎週金曜日の夜、店を閉めた仲間たちが集まって勉強していました。

その仲間のひとりが福島勇二先生でした。彼は川崎の薬局に管理薬剤師として勤務し、鍼灸師の免許まで取得した勉強家です。勉強会を一年ほど続けていると、誰からともなく、「もっと高度で、もっと専門的な勉強をしなくてはいけない」という意見が出てきました。

そこで、全員で相模原市上溝にある「大星堂薬局《だいぼしどう》」の菅野宏信《かんのひろのぶ》先生の主催する「相模原漢方研究会」に入会することになりました。当時、五十人以上の研究生がいて、夜八時頃から深夜まで研究会が開かれていました。我々は土曜日の夜のクラスで勉強することになり、中医学の基礎から応用、『傷寒論《しょうかんろん》』や『金匱要略《きんきようりゃく》』などの古典を徹底的に学びました。

漢方において、古典は大変重要なものです。漢方の基本となる中医学を理解するためには、二千年以上前に中国語で記された書籍を一文字一文字、つまびらかに日本語に訳さなくてはなりません。我々は辞書を片手に、専門用語や中国語に四苦八苦したものです。

福島先生のことで思い出すことがあります。それはみんなが大体、夜九時頃からやって来るのに、なんと彼は七時頃にやって来て、菅野先生とマンツーマンで二時間みっちりと勉強していたことです。お店に相談に来られたお客様に適切な漢方薬をお出しするために、必死に取り組んでいる姿はとても立派です。

菅野先生は、「漢方をより広く、より多くの人に」という理念に基づいて授業を進めており、急性疾患の臨床においては当時、全国でも指折りの先生でした。我々は先生が所属する「日本専門薬局同志会」（日専同）に入会し、さらに知識を深めていきました。福島先生にとっては、菅野先生は明治薬科大学卒業の大先輩でもあったため、全国各地で行われる講演会に片腕として同行し、先生の教えを愚直に吸収していました。

また、「一流の漢方家になるためには、他業種の一流のものにも触れなければならない」という考えを持つ菅野先生とともに、我々は日本各地の飲食店やホテルを訪れ、そのサービスやおもてなしの心など、実際の体験を通じて人間の文化度を高めさせてもらったものです。さらに二年に一度行われる日専同の全国大会には、精鋭の医師やオリンピックのメダリストといったその分野の一流の方々が特別ゲストとして招かれます。彼らの貴重な経験や考え方に触れ、「一流とは何か、本物とは何か」を学ぶ機会があることは、とても恵まれているといえるでしょう。

さて、福島先生が日専同の関東第二連合会の副連長を務めていた二〇〇九年、全国大会が横浜での開催となりました。福島先生には「絆」をテーマに、約七十人の会員で構成される準備委員会の指揮官として、二年前から事前準備に奔走していただきました。当日の運営からその後のフォローまで万全に統率していただき、大会は涙あり、笑いありの盛り上がりで、大成功を収めました。全国から参加した一〇〇〇人の会員が心を打たれ、より一層、絆が深まる有意義な大会となったのです。

細部にまで抜かりがなく、会員を統率するその手腕は見事なものでした。先生の人望の厚さと、スタッフとの信頼関係があってこそのものでしょう。また、日頃、福島先生を頼って、薬局に多くの人が相談に訪れるのも、こうした人徳の賜物なのだと、その真髄を垣間見たような気がします。

漢方は、ビジョンを持った優秀な師匠に出会わないと、道に迷うことになるといわれています。迷路に入り込み、方向性を見失わずに、漢方の道を究められたことは我々にとって、大変幸運だったと思います。また、漢方は病状を改善させるのも、その人の漢方の知識、経験はもとより、考え方、とらえ方、感性などによって差が出ます。

福島先生のすごい所は、お客様の目線でお客様に寄り添い、心と身体を楽にして差し上げたいという気持ちで接客されている点です。多くの漢方家も見習ってほしいと思っています。

「何だか無性に会いたくなる」福島センセイ

本書の著者である福島勇二氏は、日本専門薬局同志会関東第二連合会会長をはじめ、湘南中医学研究会会長、藤沢市薬剤師会総務担当常務理事、藤沢市薬業協同組合副会長……と、押しも押されもせぬ重鎮です。要するに、とっても偉い方なのです。しかし、それを感じさせない柔和な雰囲気から、お客さんからは気軽に「センセイ」と呼ばれています。

人事異動やら担当替えやらで、センセイの編集担当になって早三年。これといって調子の悪いところも無いし、風邪などの常備薬のストックも十分にある。それなのに、なんだか無性に会いたくなる……。電話で済むはずなのに、ついつい会いに行ってしまう……。そんな不思議な魅力がセンセイにはあります。

足しげく通っているうちに分かってきたことがあります。優しいえびす顔と、のんびりとした口調で「いらっしゃい」と出迎えられると、なんだかホッとしてしまうのは、どうやら私だけではないようです。電話をすると、いつだってお客さんが列をなしている様子が受話器越しにも伝わってくるし、実際に訪れると案の定、店内には必ず数人が順番待ちをしています。ようやく打ち合わせに入れたと思っても、またもや来客……といった感じで、センセイの周りには驚くほど多くの人が集まってきます。しかも、ここは病気の悩みを抱えた人の漢方相談の現場であるはずなのに、なぜか、来ることを楽しみにしているようにすら感じるのです。実際、「センセイと話していると癒されて、明るい気持ちになれる」といった声を幾度となく漏れ聞いてきました。また、いくら待たされようとも、誰ひとりしてイライラしている様子はなく、むしろ帰り際には、みな一様に「お先しました～」と晴々した表情で声を掛け合っています。

では、老若男女問わず、みんなが会いに行きたくなってしまうセンセイの魅力とは？

丁寧な問診かつ、長年の研鑽を積んできた的確な漢方薬の提供なんていうのは、言わずもがな。豊富な臨床経験と実績は、本書に記された症例を一読すれば一目瞭然です。

月並みではありますが、やはりセンセイの醸し出すあたたかく、やさしい人柄と素養にほかならないのでしょう。軽口で「センセイ～」と訪れても、「はいはい、今日はどうされましたか」と、誰でも、何でも受け止めてくれる器の大きさがそこにはあります。

お客さんからは、「三分診療の主治医と違って、どんな質問にも本音で的確に、何でも懇切丁寧に答えてくれるから安心感がある」といった声が聞かれます。自然体で寄り添ってくれるからこそ、風邪から慢性病、はたまた人生の悩みまでも「ついつい」相談したくなってしまうのだと思います。

さて、ここで漢方家としての腕前を。

三十歳を迎えた当時の私は、顔の輪郭がぼんやりとし、ほうれい線がくっきり。翌朝になっても疲れが一向にとれない……といった「老い」の一波を思い知らされるようになりました。さらに、肌の大敵・紫外線や潮をたっぷりと浴びるサーフィンに興じていたものだから、潤いを失った肌はカサカサ。消えてはまた出てくる吹き出物に終始悩まされていました。電車の窓やショーウインドウに写り込んだ、老いた顔に恐れおののき、センセイに泣きついたのです。

何もかもお見通しのセンセイは、大したカウンセリングも無しに（ほかのお客さんにはあんなにじっくりと話を聞いているのに！笑）、「サーフィンばかりするから。まぁ、これを飲んでみてよ」と、あっさり漢方薬を出して下さいました。その時は半信半疑（とは言っても藁にもすがる気持ちで）、数週間試したところ、びっくり！吹き出物は一切出なくなり、ニキビ跡さえもきれいになったのです！以来、ストックが切れると不安になってしまうほどに。すっかり漢方薬依存ならぬ、「福島センセイ依存症」です。（※第十章「飲む美容液『瓊玉膏《けいぎょくこう》』」参照）。

職業柄、これまでも多くの漢方薬局のコラムを担当し、便宜上、「漢方薬はこんな症状にも効果的」なんて書いてきたものの、これほどの効果があるとは思いもよりませんでした。そして、体質や原因を瞬時に見極める、センセイの日頃の観察眼にも脱帽させられたことはいうまでもありません。

薬局の通常業務に加えて、研究会の主催、講演会の資料作りなどなど、いつも忙しそうなセンセイですが、漢方薬と大好きなゴルフでご自愛いただいて、これからもたくさんの方を健康に、そして幸せにして下さいね。

担当編集者　E

おわりに

本書発行にあたり、書きためてきた原稿を改めて読み返す機会に恵まれました。一つひとつの症例をつぶさに思い出すとともに、向き合ってきたお客さんの顔や悩み、苦しみ、そして、快方に向かうにつれて笑顔を取り戻した様などが思い起こされ、感慨深い気持ちです。

さまざまな出会いの中でも開店当日、朝一番に来店した六十代後半の女性が印象に残っています。彼女は町内でも有名なご意見番で、「開店日の朝一番に女性が来店しなければ、店というものは繁栄しない。だから来店した」と語り、若輩者だった私を信頼し、毎日のように来店して下さいました。それればかりか、会う人会う人に当薬局を紹介して下さり、おかげでたくさんの人が集まる薬局へと成長する足がかりを作っていただきました。女性の面目をつぶさぬようにという責任感と、また、相談者の悩みや苦しみを少しでも和らげたいという一心で、真摯に向き合ってきました。

また、小児がんに侵された小学校高学年の男児は、同じ病気で入院していた同室の友達がひとり、ふたりと次々亡くなっていく中で、漢方薬での治療の甲斐もあり、命の灯を消すことなく、成長していきました。すっかり元氣になって高校生になった彼は、「もらった命なのだから、人のために尽くして精一杯生きていきたい」と強い意志を貫き、生徒会長まで務め上げ、社会人となった現在は二児の父親となっています。

大学進学や就職時など、人生の節目に挨拶に訪れる姿は年々頼もしく、こちらまで勇気をもらったものです。生と死の境をさまよい、「僕もいつか死んでしまうのかも……」という不安を抱えながらも、健気《けなげ》に乗り越えようという幼少期から、人のために尽くして生きようという精悍《せいかん》な眼差しの青年期への成長ぶりには、胸を打つものがあります。

漢方に携わって三十年にもなりますと、親子三代にわたって相談を受けることも増え、「かかりつけ薬局」としてご家族の健康を託していただくことは、大変光栄であり、身の引き締まる思いです。また、自分よりも人生経験や年齢を重ねた方々と接する機会も多く、漢方家としてだけでなく、一人の人間として大きく成長するための教訓をいくつも教えてもらったものです。

こうした貴重な出会いに恵まれましたのも、漢方の基礎から臨床までご教授いただいた菅野宏信先生のおかげです。また、朝方まで漢方の勉強に励み、ともに数十年間、切磋琢磨した岩本純一先生、そして突然この世を去られた富岡拓二先生にも同志として、長年支えてもらいました。特に岩本先生には忙しい中、無理を言って寄稿文をお寄せいただきました。そして、人間力を磨き、時には励まされ、時には怒られた日本専門薬局同志会の諸先輩や先生方、これまで花房薬局を支えて下さったお客様に、この場を借りて感謝申し上げます。

最後になりますが、一年半にわたって編集に携わってくれたタウンニュースの担当者をはじめ、デザイナーの方々には大変お世話になりました。所どころ欠けていた二十数年前の『湘南朝日』のバックナンバーを総合図書館の書庫から補完し、二〇〇本以上の原稿を、一からデータ化する作業は骨が折れたことと察します。

また、一般の方には分かりにくい漢方の話を、読者の目線に立って読みやすい文章に整えてくださったほか、漢方の基本の話から、図表や漢方薬一覧表の取りまとめ、写真撮影も率先して携わっていただきました。自ら文献や資料を読んで独習し、分からないことを曖昧にせずに探求心をもって取り組んでいた姿が印象的でした。この一年半で広がった漢方への見聞は、これからの人生において有意義なものになることでしょう。

お世話になりましたすべての皆様に、心よりお礼申し上げます。

二〇一五年六月　福島 勇二

漢方薬一覧表・索引

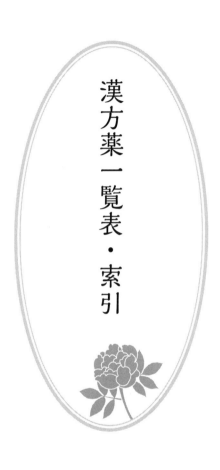

	漢方薬名	読み方	効能	本書での使用例
あ	安中散	あんちゅうさん	脾胃を温め、寒邪を追い出し、痛みや吐き気を止める	胃の冷え(165)、花粉症(205)、肋間神経痛(239)
	安理湯	あんりとう	脾の陽気を補い、寒邪を追い出す	下痢(83)、秋バテ(95)
い	胃苓湯	いれいとう	脾胃を健やかにし、気をめぐらすことで水湿の停滞をさばく	夏バテ(88)、帯状疱疹(193)、水いぼ(194)、腰痛(245)
	茵蔯五苓散	いんちんごれいさん	肝や胆の湿熱を取り去り、水分代謝を改善する	蕁麻疹(195)
う	右帰丸	うきがん	腎陽を補い、精を満たし、骨髄を養う	下半身虚脱(129)
	烏薬順気散	うやくじゅんきさん	風寒の邪を追い出し、氣と血の運行を促す	五十肩(241)
	温清飲	うんせいいん	血の熱を冷まし、血を補う	主婦湿疹(192)
	温胆湯	うんたんとう	胆の余分な熱を取り去り、胃の働きを良くして、三焦の流れを良くする	めまい(225)
え	越婢加朮湯	えっぴかじゅつとう	身体の熱や腫れ、あるいは痛みを発散する	アトピー性皮膚炎(184)
お	黄耆桂枝五物湯	おうぎけいしごもつとう	身体を温める力を改善し、氣と血を養う	しびれ(241)
	黄耆建中湯	おうぎけんちゅうとう	氣の不足を補って、陰陽のバランスを改善し、脾胃の機能を高める	指掌角皮症(191)、ニキビ(197)
	黄芩湯	おうごんとう	胃腸の熱を冷まし、下痢や痛みを止める	胃熱のある下痢(83)
	黄連解毒湯	おうれんげどくとう	三焦の熱を冷まし、解毒する	高血圧(103)、掌蹠膿疱症(187)
か	塊角丸	かいかくがん	大腸の湿熱を取り去る	大腸癌(271)
	海馬補腎丸	かいまほじんがん	腎の陰分を補い、活力を与え、滋養強壮する	男性の更年期障害(144)、腰部脊椎管狭窄症(248)
	藿香正気散	かっこうしょうきさん	胃腸に入った湿邪を取り除き、表邪を取り去り、氣をめぐらし、濁を除く	胃腸炎(80)、下痢(83)、嘔吐・下痢(122)
	葛根湯	かっこんとう	風邪による風寒の邪を取り除き、首背部のこわばりを改善する	風邪(58・59)、花粉症(208)

漢方薬名	読み方	効能	本書での使用例
か			
葛根湯加川芎辛夷	かっこんとうかせんきゅうしんい	体表の風寒の邪を取り除き、鼻の症状を改善する	鼻づまり(230)
加味帰脾湯	かみきひとう	脾を健やかにして心を養い、精神の安定を図る。脾の血を統率する力を高める	過呼吸症候群(159)、鬱病(173)
加味逍遥散	かみしょうようさん	肝の流れを改善し、氣の上昇を防ぎ、気滞を取り去る	高血圧(100)、動悸(109)、胃痛(113)、更年期障害(160)、ストレス(165)、過呼吸症候群(168)、不眠(170)、肋間神経痛(239・240)
加味腎気丸	かみじんきがん	腎の陰陽のバランスを整える	冷え症(149)
栝楼薤白白酒湯	かろうがいはくはくしゅとう	陽の流れを通じさせ、滞りを散らし、痰をさばき、氣の上昇を改善する	心疾患(104)
栝楼薤白半夏湯	かろうがいはくはんげとう	心の緊張を解き、陽の流れを通じさせ、滞りを散らし、痰をさばき、氣の上昇を改善する	狭心症(104)、心疾患(273)
冠心Ⅱ号方	かんしんにごうほう	心の瘀血を取り去る	狭心症(107)、動脈塞栓症(108)、動悸(109)
甘草乾姜湯	かんぞうかんきょうとう	肺を温め、氣の運行を促す	咳を伴うこじれ風邪(65)、花粉症(205・220)、喘息と花粉症(213)
甘草附子湯	かんぞうぶしとう	経絡上に侵入した寒邪を追い出す	関節リウマチ(263)
甘麦大棗湯	かんばくだいそうとう	心身の興奮状態をしずめる	鬱病(173)
甘露飲	かんろいん	脾胃の熱を取り去る	口内炎(118)
き			
帰脾湯	きひとう	脾を健やかにし、消化吸収を高める。心を養い、氣を益し、血を補い、不安を取り去る	動悸・不安による胃痛(113)、膀胱炎からくる不安(133)、月経不順(155)、不眠(170)、ペットロス症候群(171)、統合失調症(174)、認知症(175)、めまい(225)、甲状腺炎(234)、足のつり(260)
芎帰調血飲第一加減	きゅうきちょうけついんだいいちかげん	血を補い、ホルモンの微妙なバランスを調整する	月経不順(157)、子宮頸癌(161)
羌活勝湿湯	きょうかつしょうしつとう	発汗することにより、湿を取り去る	腱鞘炎(242)
玉屏風散	ぎょくへいふうさん	氣を益し、表を固め、汗を止める	慢性頭痛(75)、花粉症(206・211)

漢方薬名	読み方	効能	本書での使用例
き			
金櫃腎気丸	きんきじんきがん	腎の温める力を改善し、陽氣を補う	腎由来の高血圧(101)、膀胱炎(131・133・135・137・138・139)、腎盂炎(140)、むくみ(148)、月経不順(155)、皮膚掻痒症(185)、めまい(226)、坐骨神経痛(249・250)
け			
荊芥連翹湯	けいがいれんぎょうとう	熱を冷まし、解毒し、風を取り去り、膿を出し、血を養う	滲出性中耳炎(229)
瓊玉膏	けいぎょくこう	身体の枯れを防ぎ滋潤する。陰を養い、肺を潤す	延命長寿(52)、髪白変黒(56)、しつこい咳(74)、発熱(77)、認知症(175)、アトピー性皮膚炎(182)、皮膚掻痒症(185・186)、ニキビ(198・199)、癌(269・273)
桂枝加黄耆湯	けいしかおうぎとう	皮膚の調和を整え、汗を調節し、営衛を調和し、氣を補う	花粉症(208・221)
桂枝加葛根湯	けいしかかっこんとう	皮膚の調和を整え、汗を調節し、営衛を調和する	花粉症(208)
桂枝加厚朴杏子湯	けいしかこうぼくきょうしとう	氣の上昇による肺の余分な水分を取り去り、痰を取り除き、咳を止める	花粉症(208)
桂枝加芍薬大黄湯	けいしかしゃくやくだいおうとう	寒邪を追い出し、胃腸を温め、便通を改善し、氣を補い、脾を健やかにする	便秘を伴う風邪(64)
桂枝加芍薬湯	けいしかしゃくやくとう	身体を温めることで筋肉の緊張を取り去り、痛みを和らげる	腹痛を伴う風邪(64)
桂枝加朮附湯	けいしかじゅつぶとう	寒湿の邪を取り去り、関節・四肢の痛みを緩和する	坐骨神経痛(251)
桂枝加附子湯	けいしかぶしとう	風寒の邪を追い出し、身体の疼痛を治す	インフルエンザ(69)
桂枝加竜骨牡蛎湯	けいしかりゅうこつぼれいとう	陰陽を調節し、精神を安定させる	認知症(175)
桂枝湯	けいしとう	風寒の邪を散らし、体表面のバリアーを整える	風邪(59)、花粉症(204・206・208)
桂枝湯合玉屏風散	けいしとうごうぎょくへいふうさん	体内の氣を益し、表を固め、汗を止め、体表面のバリアーを整える	花粉症(204)
桂枝人参湯	けいしにんじんとう	胃腸を温め、身体全体に陽気をめぐらせる	こじれ風邪(64)、嘔吐・下痢(83)、冷房病(84)、肋間神経痛(239)
桂附理中湯	けいぶりちゅうとう	胃腸を温め、身体全体に陽気をめぐらせる	冷え症(123)、花粉症(210)

	漢方薬名	読み方	効能	本書での使用例
け	荊防敗毒散	けいぼうはいどくさん	のどが痛く、胃腸が強くない人の風邪に用いる	のどの痛みを伴う風邪(58)
	桂麻各半湯	けいまかくはんとう	風寒の邪を散らす	花粉症(202・214・215)
	血府逐瘀湯	けっぷちくおとう	血の塊を取り去って血流を良くする	中風(106)、動脈塞栓症(108)、静脈瘤(110)、胃痛(113)、前立腺肥大(141)、脳血管性認知症(175)、しもやけ(189・190)、帯状疱疹(193)
	玄武医王湯	げんぶいおうとう	腎を温め、水分代謝を改善する	風邪(61・63)、インフルエンザ(69)、腎盂炎(131)、前立腺肥大(141)
こ	香砂六君子湯	こうしゃりっくんしとう	脾胃を養い、氣をめぐらせることで体内の余分な水分を取り除く	夏バテ(80)、食中毒(112)、脱腸(121)、花粉症(218)
	香蘇散	こうそさん	氣の滞りを改善し、風邪を治す	花粉症(208)
	牛黄清心丸	ごおうせいしんがん	熱を冷ます/心を落ち着かせる	あがり症(167)
	杞菊地黄丸	こぎくぢおうがん	肝と腎の陰分を補う	視力低下・かすみ目・疲れ目(128)、めまい(224)
	五虎二陳湯	ごこにちんとう	肺の熱を冷まし、体内の余分な水分をさばき、咳を止める	しつこい咳(71)
	五積散	ごしゃくさん	冷えと湿を追い出し、脾の運行を健やかにし、身体の中の水分を調節し、血行を改善する	冷房病(85)、花粉症(209)、五十肩(241)、腰痛(246)、坐骨神経痛(253)
	牛車腎気丸	ごしゃじんきがん	腎を温め、停滞した水分代謝を改善する	下半身虚脱(126)
	呉茱萸湯	ごしゅゆとう	寒邪を追い出し、身体を温め、吐き気を止める	風邪(62)、頭痛・嘔吐・下痢(75)
	五淋散	ごりんさん	膀胱と尿道の炎症を鎮め、湿熱を取り除く	膀胱炎(130)
	五苓散	ごれいさん	膀胱の氣のめぐりを改善し水分代謝を促す	だるさとむくみ(91)、掌蹠膿疱症(187)
さ	柴陥湯	さいかんとう	肺の熱を冷まし、体内の余分な水分を取り除き、胸を開き、氣をめぐらし、風邪と咳を治す	咳を伴う風邪(67)、しつこい咳(71)、咳を伴う花粉症(215)
	柴胡加竜骨牡蛎湯	さいこかりゅうこつぼれいとう	脳の興奮や緊張を鎮め、不安を取り除く	心由来の高血圧(102)、不安感(169)、認知症(175)
	柴胡桂枝乾姜湯	さいこけいしかんきょうとう	胸や脇が苦しく、頭部や上半身の発汗や動悸、口渇、微熱、咳、息切れ、不眠などを改善する	咳を伴う風邪(68)、しつこい咳(71・72)

	漢方薬名	読み方	効能	本書での使用例
さ	柴胡桂枝湯	さいこけいしとう	体表の邪気が除去されないまま、邪気が体内に入り込んだ風邪を改善する	風邪(59・67)、こじれ風邪(65)、花粉症(216)
	柴胡解毒湯	さいこげどくとう	高熱を伴う風邪やインフルエンザを改善する	インフルエンザ(69)
	柴胡疎肝散	さいこそかんさん	ストレスによる肝の停滞を改善し、氣・血のめぐりを良くして胃の痛みを治す	胃痛(113)、腹部膨満感(116・117)
	柴平湯	さいへいとう	吐き気や胃のだるさ、発熱を伴う風邪を改善する	インフルエンザ(69)、吐き気を伴う胃腸炎(115)、花粉症(203・212)
	左帰飲	さきいん	腎の陰分を補う	男性の不妊症(143)
	三黄瀉心湯	さんおうしゃしんとう	過度の思考、心配などによる顔や頭部の充血、精神不安、不眠などの興奮状態を抑える	心由来の高血圧(102)、鬱病(172)
	三妙散	さんみょうさん	患部の湿邪や炎症を取り去る	腱鞘炎(242)
	三物黄芩湯	さんもつおうごんとう	手足の熱感が夜間に著しく、安眠できない場合の掻痒感や発赤を改善する	掌蹠膿疱症(187)
し	四逆散	しぎゃくさん	ストレスによる肝の停滞を改善し、氣・血のめぐりを良くして手足の冷えを治す	ストレスによる冷え症(150・151)、ストレス(164)
	四逆湯	しぎゃくとう	寒邪を追い出し、肺を温め、咳や鼻水を改善する	風邪(62・133)、こじれ風邪(64・70)、冷え症(150)、花粉症(205)
	四君子湯	しくんしとう	氣の不足を補い、脾を健やかにし、胃腸を養う	気虚(33、152)
	四七湯	ししちとう	肝のストレスを取り去り、氣と血の滞りを改善し、緊張をほぐす	憂鬱感(166)
	実脾飲	じっぴいん	脾と腎を温め、下腹部全体の代謝を促し、腹水を取り去る	子宮頸癌(275・276)
	至宝三鞭丸	しほうさんべんがん	腎の陽気をめぐらし、下半身全体を強くする	夏バテ(90)、月経不順(155)、インポテンツ(226)
	四物湯	しもつとう	不足した血を補う	血虚(33)、補血(126)、貧血(152)、皮膚掻痒症(185)、ニキビ(197)、坐骨神経痛(253)
	芍薬甘草湯	しゃくやくかんぞうとう	筋肉の急激な痙攣性疼痛を改善する	足のつり(260)
	十全大補湯	じゅうぜんだいほとう	氣と血を同時に養い、全身の疲れを取り去る	夏バテ(88)、秋バテ(95)、貧血(152)、帯状疱疹(193)、ニキビ(196)、腱鞘炎(242)、坐骨神経痛(249・251)、リウマチ(264)

し

漢方薬名	読み方	効能	本書での使用例
十味排毒湯	じゅうみはいどくとう	急性で発赤し、腫れて痛みのある化膿性の皮膚疾患、湿疹、じんましんなど、痒みを取り去る	ニキビ(198)
縮泉丸	しゅくせんがん	腎の機能を改善し、尿の漏れや頻尿、夜間多尿、排尿回数を改善する	夜尿症(129)
塾田七	じゅくでんしち	止血と、血のめぐりを良くして固まった血を流す両方の作用を持ち、血を活性化する	癌(273)
小陥胸湯	しょうかんきょうとう	肺の熱を冷まし、痰をさばき、肺の塞がりを取り去る	咳を伴う花粉症(216)
小建中湯	しょうけんちゅうとう	胃腸の陰陽のバランスを整えて働きを良くする、渋り腹を改善する	胃腸炎(115)、脱腸(121)、膀胱炎(133)、疲労倦怠(242)
小柴胡湯	しょうさいことう	風邪の後期などに用い、発熱、吐き気、頭痛を伴う風邪を改善する	風邪(42・58・59)、肝臓癌(46)、肝炎(47)、こじれ風邪(65・67)
小青竜湯	しょうせいりゅうとう	肺を温め、泡状の痰を伴う咳や鼻炎を治す	風邪(58)、花粉症(208)
消風散	しょうふうさん	滲出液を伴う発赤、熱感などの炎症傾向があり、痒みと遊走性を持つ皮膚疾患を治す	アトピー性皮膚炎(181)
生脈散	しょうみゃくさん	陰を養い、肺に氣を集め、皮毛の調節機能を改善して汗を鎮める	発汗過多(86)、夏バテ(88)、動脈塞栓症(108)、アレルギー(202)
逍遥散	しょうようさん	肝に溜まったストレスを取り去り、肝の氣のめぐりを改善する	肝由来による高血圧(100)、ストレス(107・233)、胃腸虚弱(114)、月経不順(155)、月経不順と不妊(158)、のどの異物感(233)、バセドウ氏病(235)
辛夷清肺湯	しんいせいはいとう	肺に停滞した熱を取り去り、鼻の通りを良くする	鼻づまり(230)
参蘇飲	じんそいん	脾胃虚弱で、体内の余分な水分のある人の風邪を治す	花粉症(208)
神応養真丹	しんのうようしんたん	血を養い、筋を強化する	膝裏の痛み(257)
真武湯	しんぶとう	腎を温め、水分代謝を促す	陽虚(34)、こじれ風邪(60・64・65)、喘息(62)、夏の下痢(82)、冷房病(84)、腎由来の高血圧症(99・101)、膀胱炎(134)、むくみを伴う膀胱炎(137)、腎盂炎(140)、冷え症(149)、花粉症(205・218)、めまい(226・227・228)、甲状腺炎(234)、腰痛(244)、リウマチ様症状(264)

	漢方薬名	読み方	効能	本書での使用例
し	参令白朮散	じんりょうびゃくじゅつさん	脾の氣を補い、機能を改善し、脾を健やかにし、湿邪を取り去る	胃腸虚弱(66)、インフルエンザの後遺症(70)、夏バテ(80・89・90)、夏の下痢(82)、秋バテ(93・95)、食虫毒(112)、胃腸虚弱(114)、口内炎(118)、手足黄色(120)、膀胱炎(138)、花粉症(214)、風邪予防(229)、体力増強(231)、リウマチ(263)
せ	清暑益気湯	せいしょえっきとう	暑熱を清し、氣を補い、脾を健やかにし、元氣を益す	発熱(77)、熱中症(81)
	折衝飲	せっしょういん	血の滞りを改善し、血を補う	生理痛(154)
	川芎茶調散	せんきゅうちゃちょうさん	風邪を散じて、温める力を抑制し、熱を冷ます	急性頭痛(45)
	旋覆花代赭石湯	せんぷくかたいしゃせきとう	胃腸が弱く、胃のつかえがひどく、時にゲップと一緒に胃酸が上がってくる症状を改善する	腹部膨満感(116)
そ	蒼耳子散	そうじしさん	発熱・頭痛・膿性鼻汁などの炎症を伴う副鼻腔炎を治す	副鼻腔炎(232)
	双和湯	そうわとう	氣と陰分を補い、血を養う	アトピー性皮膚炎(184)、ニキビ(197・198)
	疎経活血湯	そけいかつけっとう	湿邪や風邪を取り去り、血の滞りを改善する	痛風(142)、変形性膝関節症(259)
た	大柴胡湯	だいさいことう	イライラが激しく食欲にムラがあり、太鼓腹で便秘気味の人の高血圧や肥満を改善する	肝由来の高血圧症(100)
	大蒜製剤	たいさんせいざい	氣を補い、身体を温めて血行を改善する	滋養強壮(52・54・55)、風邪予防(61・62・167)、秋バテ(94)、血流改善(175)、花粉症予防(216・219)
	沢瀉湯	たくしゃとう	水分代謝を促し、頭重感やめまいを治す	めまい(226)
ち	知柏地黄丸	ちばくぢおうがん	陰分の不足を補い、腎の熱を取り去る	日哺潮熱(76)、秋バテ(93・95)、腎由来の高血圧症(101)、中風(106)、舌の痛み(119)、腎陰虚火旺(128)、アトピー性皮膚炎(184)、掌蹠膿疱症(187)、水虫(188)、頸肩腕症候群(238)、かかとの痛み(261)、癌(273)
	釣藤散	ちょうとうさん	肝の氣の上昇を改善し、水分代謝を促す	肝由来の高血圧症(100)、めまい(226)
	猪苓湯	ちょれいとう	膀胱と尿道の炎症を止め、陰分を補い、水分代謝を促す	膀胱炎(130・132)
つ	痛瀉要方	つうしゃようほう	肝の氣のめぐりを良くし、脾を健やかにし、下痢と便秘の反復性を治す	過敏性腸症候群(83)

	漢方薬名	読み方	効能	本書での使用例
て	田三七人参	でんさんしちにんじん	止血と、血のめぐりを良くして固まった血を流す両方の作用を持ち、血を活性化する	血液元氣(54・219)、高血圧予防(105)、静脈瘤(110)、血流改善(175)
	天王補心丹	てんのうほしんたん	心と腎を養い、陰分を補う	高血圧症(103)、更年期障害(160)、鬱病(172)
と	当帰飲子	とうきいんし	末端まで血行を良くし、皮膚に潤いを保つ	主婦湿疹(192)
	当帰散	とうきさん	女性の身体を温めて、血を増やす作用があり、妊娠前、妊娠中、産後に用いる	妊娠後期(159)
	当帰四逆加呉茱萸生姜湯	とうきしぎゃくかごしゅゆしょうきょうとう	経絡を温め、寒を散らし、血を養い、手足の末梢血管の血行を促進する	冷え症(150・151)、しもやけ(189・190)
	当帰芍薬散	とうきしゃくやくさん	女性の血を養い、余分な水分を出し、身体を温める	膀胱炎(131)、腎盂炎(140)、冷え症(150・151)
	当帰芍薬散加附子	とうきしゃくやくさんかぶし	身体を温め、血を養い、余分な水分を追い出す	膀胱炎(132)
	当帰補血湯	とうきほけつとう	氣を補い、血を生ずる	補血(120)
	桃紅四物湯	とうこうしもつとう	血の滞りを取り去り、血の流れを改善する	腱鞘炎(242)
	屠蘇散	とそさん	延命長寿を願って、元旦に飲まれる代表的な薬酒	延命長寿(50)
	独活寄生湯	どっかつきせいとう	肝と腎を養い、氣と血を補い、風湿を去り、しびれや腰痛を取り去る	腰痛(243・244)、坐骨神経痛(252)
	ドロマイト製剤	どろまいとせいざい	カルシウム、マグネシウム、リンなどのミネラルバランスを整える健康食品	ミネラル補給(95)
に	二朮湯	にじゅつとう	湿邪によるしびれや痛みを改善する	五十肩(241)
	二陳湯	にちんとう	胃腸に停滞した余分な水分を取り去り、氣をめぐらす	花粉症(206)
	人参湯	にんじんとう	脾胃を温め、寒邪を取り除き、身体の温める力を強化する	陽虚(34)、冷えによる下痢(82・88)、花粉症(209)、脾陽虚(228)
の	ノビレチン高含有陳皮	のびれちんこうがんゆうちんぴ	特別な肥料を使って栽培した陳皮で、認知症予防に用いる	認知症(175)
は	柏子養心丹	はくしようしんたん	血のめぐりを良くし、心を養い、脾を健やかにする	心由来の高血圧症(103)、認知症予防(175)

	漢方薬名	読み方	効能	本書での使用例
は	麦門冬湯	ばくもんどうとう	肺や胃の渇きを潤し、咳を鎮める	咳(68・71・72)
	八味丸	はちみがん	腎を温め、腎の機能を補う	排尿異常(127)、膀胱炎(131)
	八味丸加減	はちみがんかげん	腎を温め、腎の機能を補う	腰痛(243)
	白金・パラジウム製剤	はっきん・ぱらじうむせいざい	活性酸素(血液毒)を取り去る	癌(274・275・276)
	八仙長寿丸	はっせんちょうじゅがん	肺を潤し、腎を強化する	しつこい咳(74)、肺癌(269)
	八珍湯	はっちんとう	氣と血を補う	再生不良性貧血(153)
	半夏厚朴湯	はんげこうぼくとう	氣のめぐりを改善し、身体の緊張をほぐし、余分な水分を取り去る	ストレス(167)、のどの異物感(233・234)、バセドウ氏病(235)
	半夏白朮天麻湯	はんげびゃくじゅつてんまとう	脾を補い、湿を燥し、余分な身体の水分を取り去る	花粉症(203・214・215・218・220・221)、めまい(225・226)、鼻づまり(230)、蓄膿症(231)
ふ	附子湯	ぶしとう	経脈を温め、陽気を補い、寒邪を取り去る	風邪(62)
	附子理中湯	ぶしりちゅうとう	脾胃を温め、寒邪を取り除き、身体の温める力を強化する	こじれ風邪(64)、しもやけ(189)
へ	平胃散	へいいさん	脾に停滞した水分をさばき、脾胃の働きを改善する	腹部膨満感(117)、花粉症(207)
ほ	防己黄耆湯	ぼういおうぎとう	膀胱の氣を補い、水分代謝を改善する	花粉症(212)、膝の痛み(255)
	防風湯	ぼうふうとう	風を取り去り、関節の腫れや疼痛などを治す	腱鞘炎(242)
	補気建中湯	ほきけんちゅうとう	身体に溜まった余分な水分を排出する	むくみ(92・148)、秋バテ(94)
	補中益気湯	ほちゅうえっきとう	脾胃を養い、陽氣を上昇させ、氣を補う（別名：医王湯）	こじれ風邪(60・65)、日晡潮熱(76)、疲労倦怠(78)、盗汗(87)、夏バテ(88)、食中毒予防(112)、舌の痛み(119)、脱腸(121)、脾気虚(129)、膀胱炎(134・138・139)、腎盂炎(140)、生理不順(157)、不妊(159)、花粉症(211)、めまい(225・227)、肺癌(269)、癌(273)
	補陽環五湯	ほようかんごとう	氣を補い、滞った血の流れを促す	脳血管性認知症(175)

	漢方薬名	読み方	効能	本書での使用例
ほ	保和丸	ほわがん	食べ過ぎによる胃の消化吸収を促し、胃の余分な熱を取り去る	腹部膨満感(116)
ま	麻黄湯	まおうとう	発汗させることで、解熱し、咳を止める	風邪(59)
	麻黄附子細辛湯	まおうぶしさいしんとう	体表面を温め、陽氣を養い、風邪ののどの痛みを改善する	こじれ風邪(60)、のどの痛みを伴うこじれ風邪(62)
	麻杏甘石湯	まきょうかんせきとう	肺の熱を冷まし、咳を治す	咳(58・72)
	麻杏薏甘湯	まきょうよくかんとう	関節の炎症を鎮め、溜まった水分を流す	膝の腫れ(254)、膝関節痛(256・258)
み	味麦地黄丸	みばくぢおうがん	肺と腎の陰分を補う	しつこい咳(128)
よ	養陰清肺湯	よういんせいはいとう	肺の炎症を鎮め、潤しながら咳を治す	しつこい咳(73)
	抑肝散	よくかんさん	肝のストレスを取り去り、氣のめぐりを良くする	鬱病(173)
	抑肝散加陳皮半夏	よくかんさんかちんぴはんげ	肝のストレスを取り去り、氣のめぐりを良くし、停滞した水分を流す	認知症(175)、花粉症(218)
り	理中湯	りちゅうとう	脾胃を温め、寒邪を取り除き、身体の温める力を強化する	下痢(112・116)、胃腸炎(115)、冷え症(150・151)、月経不順(157)、不妊症(158)
	六君子湯	りっくんしとう	脾胃を補い、脾胃に溜まった水分を取り除く	花粉症(207)
	竜胆瀉汗湯	りゅうたんしゃかんとう	肝や胆の経絡上の湿や熱を取り去る	黄汗(87)、肝由来の高血圧症(100)、胃痛(113)、腹部膨満感(116)、男性の不妊症(143)、掌蹠膿疱症(187)、めまい(224)
	苓甘姜味辛夏仁湯	りょうかんきょうみしんげにんとう	肺を温めて、体内の余分な水分を取り去る	花粉症(218)
	苓姜朮甘湯	りょうきょうじゅっかんとう	寒や湿の邪を取り去り、下半身の冷えや痛み、しびれを取り去る（別名：腎着湯）	湿気によるだるさ(80)、膀胱炎(131)、冷えによるだるさ(149)、しもやけ(189)、腰痛(243・244・246・247)、坐骨神経痛(250)
	苓桂朮甘湯	りょうけいじゅっかんとう	脾を健やかにし、脾胃の動きを調整し、余分な水分の停滞を促す	めまい(226)、鼻づまり(230)
ろ	六一散	ろくいちさん	熱を冷まし、水分代謝を調整する	熱中症(81)
	鹿茸エキス	ろくじょうえきす	身体を温める	下半身虚脱(126)、足のつり(260)
	六味丸	ろくみがん	腎の陰分の不足を補う	陰虚(34)、腎由来の高血圧症(101)、腎陰虚(128・155)、腰痛(243)

相談の多い症状・分野

- 疲労回復、自然治癒力の向上、病気予防、術後の回復、延命長寿
- 風邪、インフルエンザ、頭痛、発熱、アレルギー性疾患、扁桃炎、アデノイド
- 気管支炎、気管支喘息、肺炎、肺炎の後遺症、肺気腫、気胸
- 熱中症、冷房病、夏バテ
- 高血圧症、動脈硬化症、静脈瘤、狭心症、心筋梗塞
- 硬膜下出血、クモ膜下出血、脳出血、脳梗塞
- 糖尿病、肝臓病、通風、胆石症
- 食中毒、胃炎、胃潰瘍、逆流性食道炎、十二指腸潰瘍、過敏性腸症候群、潰瘍性大腸炎、憩室、大腸ポリープ、脱腸、痔核
- 膀胱炎、腎盂炎、前立腺肥大、糸球体腎炎、尿路結石症、男性不妊症
- 冷え症、貧血、むくみ、生理痛、生理不順、子宮内膜症、更年期障害、甲状腺疾患、不妊症
- ストレス、鬱病、躁鬱病、過呼吸症候群、神経症、心身症、不眠症、統合失調症、認知症
- アトピー性皮膚炎、ニキビ、皮膚掻痒症、掌蹠膿疱症、水虫、しもやけ、指掌角皮症、主婦湿疹、帯状疱疹、水いぼ、蕁麻疹、円形脱毛症
- 花粉症、めまい、鼻づまり、中耳炎、副鼻腔炎
- 顔面神経麻痺
- 眼圧上昇、眼底出血、網膜剥離
- 口内炎、歯肉炎、歯槽膿漏
- 頸肩腕症候群、脊椎症、肋間神経痛、五十肩、腱鞘炎、腰痛症、腰部脊椎狭窄症、坐骨神経痛、膝痛、関節痛、足のつり、踵痛、リウマチ
- 悪性腫瘍

花房薬局

【住　　所】　〒251-0047　神奈川県藤沢市辻堂２丁目11-9

【ＴＥＬ】　0466-33-4766

【営業時間】　10：00 ～ 19：00（日曜・祝日定休）

【ホームページ】　http://www.kigusuri.com/shop/hanabusa/

医薬品として、大蒜製剤、瓊玉膏、人参牛黄、海馬補腎丸ほか各種健康食品などを取り扱い。

花房薬局について

花房薬局は、証に応じて、顆粒・せんじ薬など400種を調剤する漢方専門薬局です。

東洋医学は治療だけでなく、「生薬」による予防・養生・再発防止にも目を向けており、西洋医学には無い本質的なものがあります。病気を治すのは、自分自身の『気力・体力・自然治癒力』という考え方です。自然界の草根木皮を用いた漢方治療は、長い歴史によって築かれた英知です。

いつまでも元氣で長生きし、美しさを保つためには、『現代の五悪』(肉体疲労・神経疲労・食べ物・水・空気)から守ってくれる『五つの元氣』(内臓・血管・骨・免疫・神経)が不可欠です。また病気になっても、早く回復する力を健康なうちに養うことが大切です。

五つの元氣

内臓元氣とは?　お腹の中にある全ての臓器と、その機能が元氣でイキイキしていることです。

血管元氣とは?　全身をめぐる全ての血管に、血液成分が無理なく十分流れていることです。

骨元氣とは?　骨格・軟骨・筋肉・皮膚・毛髪などの組織が元氣な状態をいいます。

免疫元氣とは?　細菌やウイルスなど、病気を引き起こすものから、身体を守るために身体の中に備えられた防御システムです。

神経元氣とは?　神経線維でできている脳(中枢神経)、脊髄、自律神経、末梢神経、感覚神経がイキイキと働いていることです。

花房薬局では、顔色や舌の状態などをみて、一人ひとりの体質と症状に合った漢方薬のアドバイスをしています。

長年の臨床経験、実績がありますので、安心してご相談下さい。

〈筆者プロフィール〉

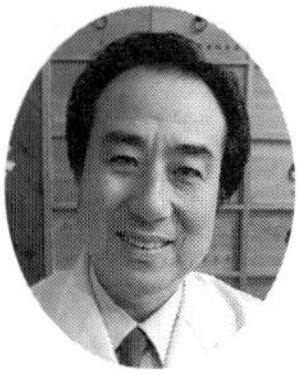

薬剤師・鍼灸師

福島 勇二

略歴

1956年 藤沢市辻堂生まれ

市立辻堂小学校、市立湘洋中学校を卒業

桐蔭学園高等学校を卒業

1983年 明治薬科大学 薬学部薬剤学科を卒業

武田薬品株式会社の関連会社で医薬情報担当者として勤務

現代医学の限界を感じ、東京鍼灸柔整専門学校に入学

卒業後、出張専門の福島治療院を開院

1987年 花房薬局を開業

神奈川中医学研究会で漢方薬を専門に研究、

現在、薬局・薬店の中医学の指導・後進育成に励む

藤沢薬剤師会常務理事、藤沢薬業協会会長、

湘南中医学研究会会長、神奈川中医学研究会事務局長、

日本専門薬局同志会情報担当常任理事を歴任

元氣で笑顔に！ みんなが集まる漢方薬局

2020年2月22日　初版第1刷発行

著　者　福島 勇二

企　画　花房薬局
〒251-0047　神奈川県藤沢市辻堂2丁目11-9
TEL 0466-33-4766　FAX 0466-52-5041
ホームページ http://www.kigusuri.com/shop/hanabusa/

発行所　ブイツーソリューション
〒466-0848 名古屋市昭和区長戸町4-40
TEL 052-799-7391　FAX 052-799-7984

発売元　星雲社（共同出版社・流通責任出版社）
〒112-0005 東京都文京区水道1-3-30
TEL 03-3868-3275　FAX 03-3868-6588

印　刷　㈱タウンニュース社

ISBN978-4-434-27091-8（共同出版社・流通責任出版社）